AF610190

ESSAI

SUR

L'ICONOLOGIE

MÉDICALE.

ESSAI

SUR

L'ICONOLOGIE MÉDICALE,

OU SUR

LES RAPPORTS D'UTILITÉ

QUI EXISTENT ENTRE L'ART DU DESSIN ET L'ÉTUDE DE LA MÉDECINE;

PAR J. LORDAT,

Chevalier de la Légion d'honneur, Professeur de Physiologie à la Faculté de Médecine de Montpellier, Président des Jurys de Médecine; Membre-Correspondant de l'Académie royale de Médecine de Paris, des Sociétés royales de Médecine de Marseille et de Toulouse, de l'Académie royale de Médecine de Barcelone, etc., etc.

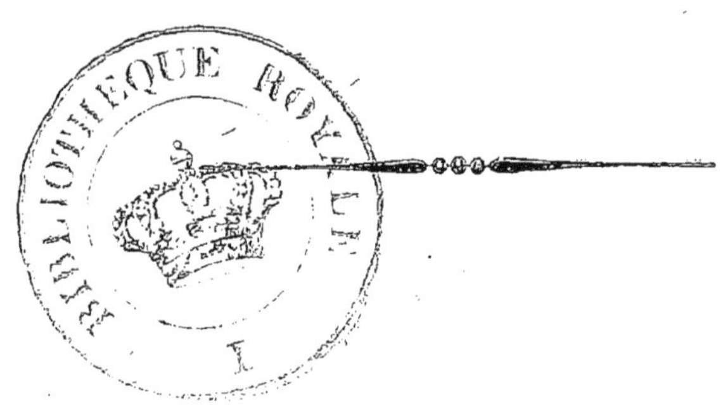

A MONTPELLIER,

DE LA TYPOGRAPHIE DE MADAME VEUVE PICOT, NÉE FONTENAY, IMPRIMEUR DU ROI.

1833.

AVANT-PROPOS.

§ 1. *Motif qui a donné lieu à cette dissertation.*

LA Faculté de Médecine de Montpellier possède une collection de dessins originaux des plus grands Maîtres de toutes les écoles de peinture. Outre ceux qui forment des recueils reliés, il y en a environ trois cents qui sont encadrés sous glace et exposés aux regards du public dans trois salles contiguës.

Cette collection est due à la bienfaisance de M. Xavier ATGER (1), amateur très-éclairé, qui, voulant fixer définitivement sa demeure à Montpellier, lieu de sa naissance, a offert à sa patrie le fruit de ses recherches, de sa persévérance et de son économie, c'est-à-dire, un porte-feuille de dessins, dont la valeur intrinsèque appréciée et choisie par un connaisseur aussi clairvoyant, est encore rehaussée par les noms qui y sont écrits.

En mil huit cent vingt-deux, époque à laquelle M. Xavier ATGER a fait ce don, le lieu où ses conci-

(1) Il est mort à Montpellier, âgé de 75 ans, dans la nuit du 21 au 22 mars de cette année.

toyens pouvaient en jouir le plus commodément, était la Bibliothèque de la Faculté de Médecine. L'affluence des lecteurs a pu donner la première idée de ce choix. A ce motif a dû s'en joindre un autre: les habitués de cette bibliothèque doivent avoir du goût pour les sciences; et comme de toutes les jouissances que procurent les arts du dessin, celles qui proviennent des dessins proprement dits, sont les plus intellectuelles ou les moins *sensuelles*, le bienfaiteur a pu penser que nulle part il n'y aurait un aussi grand nombre d'amateurs avides de ce genre de plaisir.

Je ne serais pas surpris qu'une autre raison entrât dans cette détermination. Dans les études et dans les réflexions auxquelles M. Xavier ATGER s'est livré pour suivre son goût naturel, il avait senti de bonne heure la nécessité de contempler l'homme, qui est le plus digne objet des arts du dessin: aussi immédiatement après son cours de philosophie, il fréquenta la Faculté de Médecine dont l'enseignement a pour objet l'étude de l'homme envisagé sous tous les points de vue. Le résultat de cette longue habitude a été un vif attachement pour une École dont il adoptait les principes physiologiques, et une considération immuable pour ses Maîtres, indépendante des successions des individus.

Lorsque le donateur offrit son présent, nous ne pûmes placer les objets qui le composent que dans une seule salle peu étendue. M. Atger se contenta pour le moment de réunir dans ce lieu les dessins des Grands Maîtres du Midi de la France. En formant cette première collection, il satisfit deux désirs : d'abord celui de rendre hommage à ses compatriotes, désir que renforçait chez lui un sentiment d'amour national porté à un haut degré ; et ensuite, celui de réunir des chefs-d'œuvre qui, par leur ensemble, formaient un système et presque une école locale.

La seconde partie des dessins donnés par M. Atger n'a pu être placée que dans le courant de l'année 1829. Comme l'espace est assez considérable, il a pu exécuter son projet de réunir dans ce local des échantillons remarquables, tirés de toutes les écoles de peinture, reconnues comme telles dans l'enseignement public. Il ne lui a manqué que quelques productions de l'École Espagnole ; mais les dessins de cette origine doivent être bien rares, soit en Italie, soit en France, puisqu'il n'en a jamais rencontré. Quant à l'École Anglaise, comme elle ne date que de REYNOLDS, et qu'elle est par conséquent à sa naissance, il n'en a point trouvé.

Dans l'intervalle qui s'est écoulé depuis la disposition de la première salle jusqu'à celle des deux autres, s'est formé le Musée de M. le baron FABRE. A dater de ces deux événemens, le goût des arts du dessin a commencé à se réveiller. Quelques amateurs qui ont vivement senti le prix du Musée, mais qui n'ont pas bien réfléchi sur la différence des destinations respectives de ce monument et de notre collection de dessins, ont paru fâchés que cette dernière ne fût pas fondue dans le premier : ils n'ont pas imaginé que les dessins réunis dans la Bibliothèque de la Faculté de Médecine, pussent avoir d'autre but que celui qui attire la foule devant des tableaux, c'est-à-dire, de contempler l'imitation des divers corps de la nature, de jouir à la fois et de l'objet représenté, et de l'artifice par lequel le spectateur est trompé.

J'ai craint que nos élèves ne tombassent dans cette méprise, et que cette collection ne fût pour eux qu'une honnête récréation. Je me suis hâté de les pré munir contre cette idée. J'espère que des personnes plus éclairées que moi voudront traiter ce sujet d'une manière plus profonde et plus solide; mais en attendant j'ai cru qu'il était utile d'éloigner de l'esprit des étudians une prévention défavorable, que certaines circonstances rendent imminente.

Une main plus ferme a déjà repoussé deux opinions que quelques personnes cherchent à insinuer: l'une est que *les dessins des Grands Maîtres ne sont que l'expression de pensées irréfléchies, dont les auteurs rougiraient, s'ils les voyaient entre les mains des hommes éclairés et impartiaux;* l'autre, que *les dessins ne sont que la ressource, ou de ceux qui par un enthousiasme ridicule, divinisent les moindres productions des hommes célèbres, ou de ceux qui, n'ayant pas assez de fortune pour acquérir des tableaux, cherchent à se dédommager par des brouillons qui les rappellent.*

Il serait à désirer que le même connaisseur réfutât la troisième prévention, qui est que *cette collection de dessins n'a aucune relation avec les études médicales, et que par conséquent elle est étrangère à notre enseignement.* Je vais essayer de faire voir que cette persuasion est une erreur, et que l'art d'interpréter les dessins fait une partie très-importante de l'éducation médicale.

§ 2. *Signification des expressions* Iconologie, Iconopée, Iconographie.

Ε'ικὼν signifie *image*. Toutes les acceptions suivant lesquelles nous employons le mot *image*, soit au propre, soit au figuré, se trouvent dans l'expression grecque qui y correspond.

L'Iconologie doit donc être l'intelligence des images, ou des représentations faites avec le crayon, les couleurs, la gravure, le relief, la ronde bosse. Ainsi, dans cette science, *image* est pris dans le sens propre, et quelle que soit la matière avec laquelle la peinture ait été faite, cette production entre toujours dans le sujet de l'Iconologie.

L'Iconographie est la description d'une image ou d'un ouvrage iconique. Comme nous pourrons avoir besoin d'un mot qui exprime l'action de former une image, je me servirai de l'expression *Iconopée* : je ne serais pas surpris qu'il existât déjà, tant il me paraît conforme à l'analogie. Ainsi, *Iconopée*, *Iconographie*, *Iconologie*, signifient successivement l'action de former, de décrire et d'interpréter une image.

§ 3. *De l'Iconologie médicale.*

Sans chercher à déterminer quel est le rang que mérite la Médecine dans le système des connaissances humaines; sans nous prévaloir de ce qu'ont dit en sa faveur des philosophes éclairés et désintéressés (1), on conviendra que dans le tableau de toutes les sciences, nous pouvons en considérer une comme centrale, et coordonner toutes les autres par rapport à la première. Celle que l'on préfère devient la science essentielle, magistrale; celles qui peuvent lui être de quelqu'utilité, soit par les faits ou les principes qu'elles fournissent, soit par les adminicules qu'elles prêtent, ne sont que des sciences accessoires et ministrantes par rapport à la science magistrale.

En considérant la Médecine comme une science principale, elle a ses faits et ses dogmes : comme elle

(1) On peut lire un ouvrage de Benedetto Varchi, ayant pour titre : *Due Lezzioni, nella prima delle quali si dichiara un sonetto di Michel Agnolo Buonarroti, nella seconda si disputa quale sia più nobile arte la scultura o la pittura.* La seconde leçon est divisée en deux parties, dont la première a pour titre : *Della maggioranza e nobilita d'ell'arti :* c'est là que se trouvent les idées que j'indique.

est vaste, elle se subdivise en d'autres sciences essentielles qui en font partie intégrante et qui ne sont pas hors de ses limites; mais un grand nombre d'autres sciences, qui ont aussi leurs faits propres et leurs principes, peuvent lui rendre des services; elles en deviennent accessoires et tributaires. Si la Médecine trouve que dans une science tributaire il y a assez de faits et de principes pour que cet ensemble représente toute la philosophie de cette science appliquée aux faits médicaux, la science tributaire est mise au nombre des *sciences médicales*. On voit que dans les grands établissemens destinés à l'enseignement de la Médecine, il y a des chaires de chimie, de botanique, de physique *médicales*.

On pense bien que l'épithète de *médicale* n'est pas bornée aux sciences qui sont professées dans les Facultés : toutes les connaissances qui rendent de semblables services à la médecine, peuvent être appelées connaissances médicales. Ainsi, la Zoologie, la Zootomie, les langues dont se sont servis les grands hommes pour concevoir et énoncer les idées qui composent la science de l'homme, sont aussi des connaissances médicales.

Je me propose d'établir qu'à ce titre, l'Iconologie

doit être mise au premier rang des connaissances médicales, et par conséquent que si elle a été omise dans l'éducation préparatoire d'un jeune homme qui veut étudier la médecine, elle doit y être suppléée dans le cours de l'étude spéciale.

§ 4. *Circonscription et divisions du sujet de cet écrit.*

L'Iconopée est un moyen de transmettre des idées. L'Iconographie, l'Iconologie ne sont point chargées de nous émouvoir, de nous toucher; l'instruction est tout ce qu'on exige d'elles. Cependant si l'Iconologiste a de la sensibilité, et si à l'aspect d'une représentation il est capable de s'associer à l'artiste qui l'a créée, il sera plus capable d'expliquer toute la composition iconique.

Les fonctions de l'Iconologiste sont, 1.° de reconnaître et de nommer, dans l'image, l'objet matériel qui en est le modèle et qu'il a déjà vu; 2.° d'assigner le nom d'un modèle qu'il n'a pas vu, mais dont il avait une notion suffisante pour le discerner de tout autre objet; 3.° de distinguer les divers modes d'être dont le modèle est susceptible, et de déterminer dans l'image examinée le mode d'être spécial qu'elle exprime; 4.° de reconnaître les diverses formes fantastiques qui ont été créées par des inventeurs, et reçues par les artistes, par les écrivains ou par le peuple, et les idées mystiques et conventionnelles qui y ont été attachées; 5.° d'interpréter l'image, d'en déterminer le sujet; c'est-à-dire, de tirer de l'inspection de cette représentation tous les motifs qui ont porté l'inventeur à la créer, et toutes les idées qu'il a voulu faire naître dans l'esprit de l'observateur; 6.° enfin, de déduire des circonstances de l'image explorée, toutes les connaissances chronologiques et historiques qui peuvent en découler.

Un Iconologiste habile qui aurait de l'érudition et qui aurait suivi un cours complet de médecine, trouverait dans les images une quantité prodigieuse d'idées médicales, qui y sont exprimées sous des formes très-variées. Or, parmi ces idées, il y en a qui peuvent se conserver et se propager d'une manière plus efficace que par la lecture.

La meilleure manière de prouver ces assertions serait sans doute de faire une Iconologie médicale; mais comme je suis hors d'état de penser à une telle entreprise, je me borne à proposer quelques exemples desquels nos élèves puissent conclure que l'étude de la collection de la Faculté peut développer en eux l'intelligence du dessin ; que cette intelligence doit leur donner un excellent moyen de communication et de conservation des vérités anthropologiques les plus importantes ; enfin, que ce moyen de communication peut leur fournir la facilité de s'éloigner quelques instans de leur patrie médicale, de faire quelques excursions dans des régions voisines, où ils trouveront des idées analogues à celles dont ils doivent se pénétrer, peut-être même des notions propres à favoriser la conception des leurs, et des formes d'expression qui en rendront la manifestation plus aisée.

Je divise donc ce travail en quatre parties.

La première a pour objet de rappeler aux élèves quelques idées sur la nature du dessin, de leur faire sentir que l'intelligence n'en est pas tout-à-fait infuse, et qu'elle exige de l'étude, de la réflexion et de l'exercice.

Dans la seconde, je cherche à faire voir combien le dessin a été profitable à l'anatomie, tant par rapport à la didactique de cette science, que par rapport à la conservation des faits dont elle se compose.

Je me suis proposé dans la troisième, de faire

voir combien le dessin peut nous être utile dans la Physiologie pour la description des actes fonctionnels, des symptômes et des maladies. Je ne me suis pas contenté de citer des exemples, j'ai cherché à faire voir que ce moyen didactique était assez fécond pour que l'on pût en tirer plus de services qu'on ne lui en a demandé.

Enfin, dans la quatrième et dernière, j'ai voulu que le lecteur profitât des notions acquises sur la partie technique du dessin, pour s'orienter dans sa partie philosophique. Comme les artistes sont obligés de faire naître dans l'esprit du spectateur un grand nombre de notions, d'idées et d'affections qui ne sont pas susceptibles d'être représentées immédiatement, ils ont été amenés à découvrir les moyens par lesquels ils nous initient dans la connaissance de ces modes internes de l'homme moral.

Le médecin est obligé aussi de reconnaître dans l'homme purement vital des modes d'être que ni les sens, ni l'imagination ne peuvent représenter : il pourra imiter l'artiste et s'élever, comme lui, des formes que notre œil contemple, à des notions que l'intelligence seule peut concevoir.

ESSAI

SUR

L'ICONOLOGIE MÉDICALE,

OU SUR LES RAPPORTS D'UTILITÉ

QUI EXISTENT ENTRE L'ART DU DESSIN
ET L'ÉTUDE DE LA MEDECINE.

PREMIÈRE PARTIE.

REMARQUES SUR L'ICONOPÉE EN GÉNÉRAL ET SUR LE DESSIN LINÉAIRE EN PARTICULIER.

§ 1. *Diverses sortes d'Images.*

L'ACTION de représenter un corps visible est ce que l'on appelle aujourd'hui l'*Art* (1). Cette dénomination est quelquefois embarrassante dans le discours, à cause de l'homonymie qui existe entre elle et d'autres qui ont des acceptions différentes. VIGENÈRE se servait du mot *Imagerie* (2), qui n'a pas été adopté. Je me servirai quelquefois du mot

(1) V. l'*Histoire de l'Art*, de WINCKELMANN.

(2) Tableaux de PHILOSTRATE, livre premier, Préface.

Iconopée (acte de former une image), qui, quoique peu usité, me semble expressif.

Il y a deux manières générales de représenter un objet corporel visible; ce sont, I° la Plastique; II° la Peinture plate.

I. Les divisions que l'on peut faire de la Plastique; sont fondées sur les omissions successives qu'on se permet dans la formation de l'image.

1° La Plastique la plus complète, que l'on peut nommer *identique*, est celle où la représentation a non-seulement les trois dimensions du modèle et la proportionnalité de leurs lignes homologues; mais encore les mêmes couleurs. Nous pouvons citer pour exemple les anatomies artificielles en cire de ZUMBO, de FONTANA, de LAUMONIER, de PINSON, de M. DELMAS, de M. TALRICH; les anatomies en carton de M. AUZOU.

2° Les Anciens, sans prétendre à l'identité dans leurs images, ont cherché quelquefois à assortir les diverses parties d'une représentation, au moyen de substances de couleurs différentes, qui avaient quelques rapports avec les couleurs de ces mêmes parties: c'est ce qu'ils ont fait dans leur *Plastique Polychrôme* (1). Ainsi les anciens sculpteurs nous ont laissé des statues de diverses couleurs, où le nu était fait d'ivoire ou de marbre, les draperies de métal, la barbe d'or, les yeux de pierres précieuses, etc, etc.

(1) V. M. QUATREMÈRE DE QUINCY, *Jupiter Olympien*.

Les statues en bois que l'on trouve souvent dans les églises catholiques latines, sont ordinairement peintes de différentes couleurs.

3° La Plastique aux trois dimensions, qui est la plus *ordinaire*, et que quelques-uns appellent *sculpture isolée*, est celle où, dans la confection de l'image, on a songé aux formes, sans avoir égard à la couleur. Une expérience journalière nous prouve que ces images *défectives* nous permettent en général de reconnaître des modèles connus, et d'en retirer l'instruction et le plaisir que l'Iconopée peut fournir au moyen de la lumière et de l'obscurité, et sans que nous ayons besoin de couleur.

Il ne faut donc pas être étonné quand on apprend que des hommes ont pu exercer suffisamment la vision dans les fonctions ordinaires de la vie, quoiqu'ils fussent atteints de *parachromatisme* ou d'*achromatisme*. La première de ces maladies consiste à être incapable de distinguer les diverses couleurs et leurs nuances, de manière à confondre, par exemple, un drap cramoisi avec un drap vert, quoique d'ailleurs on reconnaisse quelques couleurs avec assez de sûreté. Tel était un homme dont M. Harvey a donné l'histoire, dans le dixième tome des Transactions philosophiques d'Édimbourg (1). Je lis un fait du même genre dans le bulletin des

(1) Bibliothèque universelle de Genève. Tom. 35, juillet 1827, pag. 175.

sciences médicales de M. de Férussac (1), observé par M. Colquhoun.

La seconde maladie que j'ai nommée *achromatisme*, consiste en ce que le malade ne voit que lumière et obscurité, sans éprouver aucune sensation de couleur. M. Gergonne m'a dit avoir lu un fait de cette espèce fort détaillé, et dont il est explicitement très-mémoratif, mais dont il n'a pu m'indiquer la source. Il croit que l'observation est consignée dans la Bibliothèque Britannique avant l'année 1810.

Dans une lettre où M. Gergonne a bien voulu me répéter les circonstances essentielles d'une conversation qui se rapportait à cet objet, et qui est déjà fort ancienne, je trouve un article très-intéressant que je transcris : « Quelqu'un de Nîmes, avec qui » je m'entretenais sur ce sujet, m'assura avoir » connu un jeune homme qui, ayant été placé » dans un magasin de draperie, fut contraint de » le quitter, parce que, ne distinguant également » que des couleurs claires et des couleurs foncées, » il était incapable de servir le public. Voyait-il » tout gris, jaune, vert ou de toute autre couleur? » C'est ce qu'il nous aurait été tout-à-fait impossi- » ble de découvrir ; car nous ne savons pas nous- » mêmes si les couleurs que nous appelons de » même nom, font sur nous la même sensation. Ce » jeune homme avait pourtant la faculté de dis-

(1) Juin 1829, pag. 340. *Insensibilité de l'œil à certains rayons colorés.* (Glascow med. Journ., mars 1829.)

» cerner le rose et le lilas des autres nuances ; non
» pourtant qu'il y vît autre chose que des couleurs
» claires, mais parce que la contemplation soute-
» nue de ces couleurs le faisait larmoyer, à peu
» près comme il arrive aux cuisinières dans le Nord,
» lorsqu'elles découpent des oignons. »

Je ne puis pas déterminer avec certitude si ce fait appartient au parachromatisme ou à l'achromatisme ; mais j'aurais du penchant à le rapporter au dernier genre.

4° Par les lois de l'Optique nous ne voyons que la moitié d'un objet opaque, l'autre moitié nous est cachée si nous gardons un seul point de vue. On a donc pensé que dans bien des cas, il nous suffisait de voir la moitié d'un objet pour le reconnaître ; et quand il s'agit de nous présenter une image, la Plastique a pu nous présenter la moitié que nous apercevons sans sortir de place : c'est là le *demi-relief* ou un peu plus. Les Anciens ont nommé ce mode d'Iconopée, Plastique *Toreumatique ;* ils voulaient sans doute exprimer que la saillie devait imiter le tour aux yeux du spectateur, comme le *tore* d'une colonne doit imiter une corde.

5° Si un homme contemple une image en relief, sans changer de position, il lui est aisé de voir qu'une partie de la saillie est superflue, et qu'au moyen de creux et d'élévations artistement pratiqués, une élévation bien inférieure produira à l'œil du spectateur un effet pareil à celui que produit le demi-relief. Cet artifice est le fondement du *bas-relief.* Cet abaissement est indéfini ; il va quelquefois jusqu'à s'élever à peine au-dessus de la surface du plan, comme on le voit surtout dans des monumens égyptiens (1). Les Modernes se servent de l'abaissement successif pour donner aux bas-reliefs plusieurs avantages de la perspective, et particulièrement pour distinguer divers plans dans la scène, et faire fuir les plus éloignés autant qu'on le veut. Je cite pour exemple le bas-relief qui orne la fontaine des Licornes, à la place Notre-Dame de cette ville, et qui a pour titre : Bataille de Glostercamp.

6° Lorsque dans le champ d'une surface il n'y a point de saillie, que des sillons disposés avec intention circonscrivent une image, et que les intervalles des sillons réfléchissent plus de lumière qu'il n'en provient de ces creux, cela rentre dans le dessin ; ce mode constitue la *gravure* la plus superficielle.

7° Il y a une gravure qu'on peut considérer comme une vraie Plastique; c'est celle que l'on nomme *Sculpture en creux* et qui n'est point le *but* de l'image, mais le *moyen* : l'empreinte de cette gravure sur la cire, le soufre, le métal fondu, etc., nous fournit le relief que nous cherchions.

Passons au second mode de représenter les objets visibles.

(1) Il y en a un exemple dans la 12.e lettre de M. Champollion, à l'endroit où il parle des *Palais de Louqsor*.

II. L'expression *plate peinture* paraît être tombée en désuétude : il me semble pourtant qu'elle est indispensable pour exprimer le genre. « On dit des » tableaux de plate peinture, des représentations » qui n'ont aucun relief (1). » On sait que VIGENÈRE a employé cette dénomination en traduisant le titre des tableaux des deux PHILOSTRATES. Elle n'emporte point avec elle l'idée de couleurs différentes. Le premier PHILOSTRATE, dans la préface de son livre, divise l'art de représenter la nature en deux parties, dont l'une est le relief, et l'autre la formation de l'image sans élévation. Celle-ci est appelée *peinture ;* mais comme vulgairement elle suppose des couleurs, il veut que cette expression s'étende davantage : « Elle ne s'arrête pas à cela, dit-il, car » d'une seule couleur sans plus, elle entreprendra » plus de choses que nul autre artifice ne saurait » faire avec beaucoup de moyens, pour autant » qu'elle montre les ombres (2) ».

1° La représentation sans relief qui se rapproche le plus de l'identité, c'est la Peinture ordinaire ou *Polychromatique.* Quand elle est parfaite, elle peut imiter un relief polychromatique, si l'observateur regarde avec un œil. La perspective combinée avec les couleurs produit cet utile phénomène.

(1) Dict. de Trevoux, au mot *Plat.*

(2) Les images ou tableaux de plate peinture des deux PHILOSTRATES, traduites par Bl. de VIGENÈRE, *in*-fol. Paris, V.e L'ANGELIER, 1614.

2° En réduisant les nuances des couleurs et en les bornant à quatre, on obtient des images qui s'éloignent de plus en plus de l'identité, mais qui suffisent dans l'usage.

3° Une seule couleur, différente de celle de la surface, suffit pour faire une image. C'est ce que les Anciens ont désigné sous le nom de *Monochrôme*. Nous nommons ces productions de l'art, des *dessins ombrés*, des *camayeux*. Lorsqu'une image est faite au pinceau avec une seule couleur, elle porte le nom de *clair-obscur*, de *grisaille*. Pour peu qu'on y réfléchisse, on verra que d'abord les traits forment les contours et décident la figure du modèle; qu'ensuite les rapports de ces deux couleurs, dont l'une est plus claire que l'autre, nous fournissent un clair-obscur; et qu'enfin la combinaison de ces deux élémens constitue la perspective, et partant la troisième dimension.

4° Si, pour la formation de l'image, on se contente de faire des lignes nettes avec une seule couleur, et sans ombrer ni éclairer les diverses parties de la figure, on obtient un dessin au *trait*, ou un *monogramme*, comme disaient les Anciens.

5° Lorsqu'un artiste qui doit faire une image, veut mettre dans son opération toute la célérité possible, il se borne à tirer des lignes qui sont indispensables, pour que le spectateur reconnaisse le sujet; afin de faire naître dans son esprit une idée particulière qu'il désire exprimer spécialement, il omet les traits et les circonstances qui ne sont pas de toute nécessité. Les dessins de cette espèce sont nommés *esquisses*. Une esquisse monochrôme peut ne se faire qu'avec des lignes, mais on peut y joindre des masses d'ombre.

6° Le dernier degré de l'imperfection d'une image reconnaissable : « quelques traits de crayon, quel-» quelques griffonnemens de plume ou quelques » traces de couleur sans dégradation (1) ; » c'est ce qu'on nomme un *croquis*.

Nous pourrons appeler dessins *défectifs* tous ceux qui n'ont pas le degré de perfection que suppose un camayeu, un dessin terminé. Cette expression est employée dans le même sens qu'en grammaire et en géométrie.

Cette distinction des diverses formes optiques sous lesquelles les images sont faites, me suffit pour ce travail. Elle n'est même utile que pour ceux qui sont étrangers à l'art.

§ 2. *Modes de représentation dont on traitera dans cet écrit.*

Des diverses manières de représentation que nous avons indiquées, il ne sera question que des différentes sortes de *dessins* vulgairement dits, c'est-à-dire, de la représentation des objets sur une surface unie sans relief, avec une seule cou-

(1) WATELET, dictionnaire des arts, de peinture, sculpture et gavure. Art. *croquis*.

leur ; nous conserverons les divisions que nous y avons admises, elles sont indispensables pour suivre les remarques qui vont être exposées.

Ce mode d'Iconopée est le plus rapide, celui qui demande le moins d'instrumens ; c'est le plus usuel et le plus commun. Le monochrôme est le moyen le plus prompt de communiquer avec les hommes intelligens, quand il s'agit d'objets de son ressort, et par conséquent il nous promet, si ce n'est pas le plus de plaisir, au moins le plus d'instruction.

§ 3. *Que dans le dessin l'intelligence de l'image n'est pas le résultat immédiat d'un acte de vision, mais qu'elle suppose une opération de l'entendement.*

Je ne parle point ici des études préliminaires auxquelles BERKELEY et BUFFON prétendent que nous sommes obligés de nous livrer, dès qu'en naissant nous commençons à exercer l'organe de la vue. Il est question de ce qui se passe chez un individu qui *sait voir*, et qui considère une image faite par un des procédés du dessin.

Un tableau parfaitement bien peint est une ressemblance presque identique. Il me semble qu'un individu qui n'a pas la moindre idée des moyens iconiques, peut sur-le-champ reconnaître l'image s'il connaît le genre du modèle. Mais si on lui présente un camayeu, il aura besoin de réflexion avant de voir le rapport qui existe entre la représentation et l'original. L'incertitude et l'hésitation seront d'autant plus grandes, qu'on lui montrera un dessin plus défectif ; c'est-à-dire, que la représentation se réduira à être un dessin au trait, une esquisse, un simple croquis, ou une pochade.

Un objet naturel se présente ordinairement avec des couleurs propres. Ces couleurs se lient si bien avec les formes, que les animaux, lorsqu'ils considèrent l'objet à une certaine distance, reconnaissent la figure humaine bien plus par les couleurs que par les proportions. Un homme de paille grossièrement construit, couvert d'un chapeau et de quelques habillemens, éloigne les corbeaux des champs ensemencés; tandis que chez les Anciens, le dieu des jardins, sculpté d'une manière assez correcte, mais construit d'un tronçon de bois qui a gardé sa couleur naturelle, était en butte aux outrages des oiseaux et de tous les animaux qui prenaient leurs ébats dans les lieux qu'il gardait (1). De même dans la Peinture, un haut degré de perfection peut tromper des animaux.

Lanzi, en parlant de Contarino, bon peintre de l'École Vénitienne, dit que cet artiste « imprimait » à ses portraits un tel caractère de vérité, qu'en » ayant fait un de Marco Dolce, lorsqu'on l'ap» porta dans sa maison, les chiens et les chats lui

(1) *Horat.*, *satir.* *VIII*, *lib.* 1.

» firent des fêtes et des caresses comme à leur » propre maître (1). » Jamais je n'ai ouï dire que le dessin monochrôme ait pu produire un pareil effet.

Une chose qui me semble n'être pas sans intérêt, c'est qu'une image trompe moins l'homme par les couleurs que par la plasticité ou la solidité. Nous ne prenons jamais une peinture pour un être animé ; mais une statue semble nous amener sur le bord de l'erreur, et nous sommes souvent obligés de réfléchir pour nous dégager de toute sympathie. On n'a jamais dit qu'aucun peintre fût tombé dans la folie de PYGMALION. Les Grecs du Bas-Empire regardèrent comme une tyrannie insupportable, la persécution des Empereurs Iconoclastes, d'autant que ces Chrétiens ne se servaient que d'images de plate peinture, qu'ils sentaient bien que cet attachement ne pouvait pas être accusé d'idolâtrie, et que leurs maux provenaient d'une haine hypocrite et féroce; mais ces mêmes Chrétiens schismatiques, qui durant la persécution étaient allés au martyre pour la défense de leurs tableaux, sont devenus des iconomaques contre les Grecs réunis au Pape, quand ceux-ci ont adopté l'usage des statues dans leurs églises. Il leur semble que l'honneur rendu aux peintures est tout-à-fait innocent; mais que les images plastiques s'approchent de l'animation

(1) Histoire de la Peinture, École Vénitienne, tom. III, 3.e époque.

et que leur culte devient une superstition détestable (1).

On conçoit qu'un homme atteint de cette maladie, que nous avons nommée achromatisme, devrait reconnaître un excellent camayeux comme un bon tableau; mais toujours dans la supposition de l'ignorance des procédés iconiques, il serait dans l'embarras quand on lui présenterait des dessins moins avancés.

En supposant que le contour d'une image et la proportionnalité des parties pussent rappeler à nos sens quelques traits du modèle; quand la distribution de la couleur et du fond aurait quelque rapport avec les lumières et les ombres véritables, un dessin ne ressemblerait pas assez à l'objet naturel pour en être appelé le portrait, si une raison éclairée n'ajoutait pas à la sensation un grand nombre d'idées qui sont indispensables pour en compléter l'image. Ainsi ce moyen de communication n'est pas une vraie représentation; il n'en fournit qu'un commencement : l'imagination, suffisamment instruite, doit ajouter le reste.

(1) Cette distinction des diverses sortes d'images chez les Grecs modernes ne paraît pas avoir été connue par Richard Simon, dans son *Histoire critique de la créance et des coutumes des nations du Levant*, par le sieur de Moni (pseudonyme). Un jeune grec de Chio, un de nos élèves, M. Dracopoli, m'a très-bien spécifié ce point de controverse entre les catholiques schismatiques et les réunis.

§ IV. *Opérations mentales de l'Iconologiste, quand il cherche à expliquer des dessins défectifs.*

Le dessinateur ne prend le crayon que pour représenter un objet visible, soit naturel, soit formé dans sa tête. S'il ne donne pas à son image toute la ressemblance que le genre comporte, c'est qu'il est pressé de rendre sa pensée; mais pour se mettre en état d'épargner le temps quand il voudra manifester ses idées, il doit étudier avec soin quels sont les parties, les traits, les lignes d'un dessin que l'on peut omettre sans que le spectateur soit privé de tout ce qui exprime l'intention de l'auteur; mais pour que l'artiste et l'observateur puissent s'entendre, il faut qu'ils fassent des études relatives, afin que les ellipses de l'un soient des sous-ententes convenues avec l'autre.

L'occupation principale du grand artiste, dans l'expression d'une *première pensée* ou d'un croquis, c'est donc d'analyser tous les traits qui peuvent entrer dans son dessin, d'exclure tout ce qui n'est pas indispensable, et de concentrer toute son idée sur des lignes nécessaires. C'est une sorte d'extrait tiré d'une image mentale complète.

Quand l'Iconologiste considère un dessin défectif, il faut une opération mentale inverse : son devoir est de faire en sorte que toutes les lignes du croquis fassent naître dans son esprit toutes les idées qui doivent y être attachées, et de compléter dans son imagination le système des traits qui était dans la tête de l'artiste, et qui a été concentré. Il y a donc ici une espèce d'intégration (1).

§ 5. *Que pour acquérir l'intelligence du dessin, il faut une étude spéciale.*

Cette proposition me paraît la conséquence de ce que je viens de dire. Si le dessin complet ne suffit pas pour nous tromper ; si le monogramme (2) est encore plus loin de la ressemblance, si le simple croquis n'est qu'une forme rudimentaire, il faut des études particulières pour les employer comme moyens de communication. Celui qui veut lire un monochrôme doit être imbu de quelques notions préalables.

1° Un corps, quelle que soit sa forme, à moins qu'il ne soit sphérique, doit présenter des contours différens, suivant la manière dont nous l'envisageons. Les corps d'une seule pièce, ou inflexibles, ont déjà des figures diverses, suivant les points de

(1) Heinecken dit (*Idée générale d'une Collection complète d'estampes*, p. 518) : « Un dessin ébauché ne fait voir » que ce que l'artiste pensait sur son sujet. Les connaisseurs » ne prennent garde qu'à l'idée, et y voient dans leur ima- » gination tous les traits comme s'ils étaient finis. Ils se per- » suadent que le peintre ferait un ouvrage parfait, en » achevant cette idée dans son tableau. »

(2) Dessin au trait.

vue sous lesquels on les regarde. On peut donc penser que ceux qui sont susceptibles de formes différentes, comme l'homme, doivent en avoir d'infiniment variées. Cette multiplicité des formes dont un corps visible est capable, est ce qui en constitue le *schématisme*. Cette notion est la première qui peut nous diriger, soit quand nous voulons reconnaître la ressemblance d'un objet connu, soit quand nous cherchons à nous faire une idée d'un objet inconnu, en en regardant les contours dans son monogramme.

2° Un autre objet d'étude préliminaire et qui entre dans le schématisme, c'est la valeur des lignes tracées dans l'intérieur du contour du corps entier. Ces lignes sont destinées à séparer toutes les portions de la surface qui ne sont pas dans un plan continu. Elles forment des contours partiels, et partagent le sort du contour total dans les positions diverses où le corps peut se trouver.

Un examen approfondi des lignes, soit extérieures, soit internes, nous fournit le moyen de déterminer, au premier coup-d'œil, la nature générique du corps dont nous explorons l'image. Les lignes droites, roides, dures, brusquement rompues, angulaires, brisées, caractérisent les corps bruts, les agrégats du règne minéral. Les lignes circulaires, les courbes soumises à des lois exprimées par des équations, appartiennent ordinairement à des corps façonnés par l'art humain. Les lignes en quelque sorte ondoyantes que les peintres appellent *méplates* (1), et qui sont très-bien distinguées de toutes les autres par l'usage, sont l'apanage des corps vivans. Cette qualité n'est pas la même dans toutes les espèces; à mesure qu'on s'élève dans l'échelle des êtres organiques, elle se prononce de plus en plus; et c'est dans l'homme qu'on l'a trouvée au plus haut degré.

3° Une connaissance sans laquelle il serait impossible d'interpréter un monochrôme régulier, c'est une notion suffisante de la perspective (2). C'est le seul moyen d'apprécier la grandeur comparative de divers corps, en observant dans l'image totale les situations réciproques des objets que l'on connaît, et de ceux que l'on n'a jamais vus.

La représentation des surfaces continues qui s'éloignent progressivement de notre œil, a exigé de la part du dessinateur une attention à distinguer les parties qui dans la nature seraient près de nous, d'avec celles qui fuient. C'est ce que les Artistes appellent l'Art du Raccourci (3). Dans un dessin fini, le clair-obscur pourrait presque tromper l'œil; mais les simples lignes ne peuvent pas se passer

(1) *Dictionnaire des Arts de Peinture, Sculpture et Gravure*, par WATELET; art *Méplat*, par LÉVESQUE.

(2) *Vide* : ALBERTI DURERI, *Institutiones Geometricæ, lib. IV°*; la Perspective Pratique du P. DUBREUIL; etc.

(3) On en peut voir les règles par rapport à la figure de l'homme, dans le Traité du Dessin par Jean COUSIN.

d'une sorte de raisonnement. Dans les gravures au trait du jugement dernier, de Michel-Ange, j'ai toujours vu les personnes étrangères à l'Iconographie, être choquées de la figure du Christ, et la juger extrêmement courte.

Pour l'intelligence du Dessin, il est indispensable que le lecteur connaisse ce que l'on nomme, dans la science de la perspective, la loi *du point de vue* (1). Sans cette notion, on se tromperait dans un Monogramme sur la forme des objets représentés, et sur leurs distances respectives.

4° Dans un monochrôme, la couleur dont on use, sert ou d'ombre ou de lumière. Ces deux élémens indispensables pour la distinction des corps et pour leurs formes, étant arbitraires, l'esprit doit se prêter d'abord à cette convention. Il est obligé d'en faire autant par rapport à la source conventionnelle de la lumière : c'est le seul moyen de comprendre la figure des corps (2), de distinguer les surfaces convexes d'avec les concaves, les lisses d'avec les raboteuses.

5° Quand, dans l'étude d'une image, il importe de connaître la nature de l'objet représenté, les

(1) On peut voir avec fruit le livre que Sébastien Le Clerc a fait sur cette matière, et qui a pour titre : *Discours sur le point de vue*.

(2) Voir le 5e Traité de la *Perspective*, du P. Dubreuil ; la 3e partie de la *Perspective*, de Courtonne, ou le *Traité des Ombres en Architecture*, de De La Gardette.

formes et la quantité de la lumière ou de l'ombre ne suffisent pas : on a senti le besoin de donner à chaque corps un aspect différent par rapport à la matière dont il se compose. On a imaginé pour cela de donner à l'instrument dont on se sert pour faire le dessin, une direction particulière qui fût destinée à faire naître dans l'esprit du spectateur la nature de chaque objet. Quand on a trouvé un rapport naturel entre la forme des traits et l'aspect du corps, on n'a plus rien à désirer; mais lorsque, avec de pareils moyens, on n'a pas pu faire une véritable représentation, on a été contraint d'inventer des tailles ou des hachures spéciales qui fussent consacrées à désigner ce corps.

Cette partie conventionnelle du monochrôme date de loin. Dès l'enfance de la gravure sur cuivre, on sentit la nécessité de recourir à des moyens pareils pour étendre les ressources de ce mode de communication. M. Duchesne attribue cette invention à un des graveurs du commencement du seizième siècle; il est vrai que c'était le premier artiste de son temps sous ce point de vue. « Marc-» Antoine (Raimondi) lui-même, dit-il, dans ses » premiers travaux, laisse encore voir cette habi-» tude d'orfèvre (qui consistait à faire toutes les » tailles roides et parallèles); mais, plus tard, il » sentit l'inconvénient d'un travail aussi maigre : il » mit un peu plus de goût dans la disposition des » hachures, leur donna de la courbure, et les » plaça dans des sens différens, suivant la forme

» des muscles ou le jet des draperies qu'il voulait » rendre (1). » Les graveurs du premier ordre qui ont paru aux diverses époques, ont travaillé à ce genre de perfectionnement. L'un a voulu représenter les eaux, un autre les arbres, celui-ci les chairs humaines des deux sexes, celui-là les draperies. Après de grands efforts, on a pu ériger les procédés en méthodes. On en trouve quelques-unes dans un traité d'Abraham Bosse, sur la *Manière de graver à l'eau forte*, publié pour la troisième fois vers le milieu du siècle dernier (2). Vingt ans après, un graveur sur bois a donné des règles pour arriver à un pareil résultat (3); et, dans la suite, nous verrons ce que les Auteurs de planches anatomiques ont fait pour nous aider à distinguer les divers tissus qui entrent dans la structure des animaux. Dans tous les genres, les artistes plus récens se sont appliqués à caractériser les substances par le secours du monochrôme. Par exemple, François, dans le portrait du docteur Quesnay, a trouvé le moyen de distinguer par des tailles diverses la peau, les cheveux, les habillemens, les livres et les autres objets renfermés dans le lieu de la scène (4); et

(1) Essai sur les Nielles, gravures des orfèvres florentins du XV.[me] siècle. Paris, 1826, *in*-8° fig., pag. 83.

(2) 1745, à Paris, chez Jombert.

(3) Papillon, Traité historique et pratique de la gravure en bois. Paris 1766, 2 vol. *in*-8° fig., t. I.

(4) V. Les *Notices sur les Graveurs*. Besançon, 1807. Art. François. Cette gravure est dans la collection de la Faculté de Médecine.

j'ai sous les yeux une estampe dont le sujet est : *La Nymphe de Diane ; Regrets et tendres soins de la jeune nymphe Ephea, en voyant sa biche favorite blessée d'un trait dont elle l'avait imprudemment frappée en parcourant à la chasse, avec Diane, les bois de la Thrace.* Le graveur est M. POTRELLE, qui avait été honorablement mentionné, il y a vingt-sept ans, dans le PAUSANIAS Français ; on y disait qu'il s'attachait plus à rendre la couleur, le sentiment et l'effet de son modèle, qu'à buriner proprement et froidement. En effet, je distingue ici parfaitement les poils des diverses régions de l'animal, les plumes des flèches ; les chairs, les cheveux, les diverses sortes de vêtemens de la Nymphe, et je crois en reconnaître les substances respectives.

Dans ces moyens il y a une partie naturelle sans doute ; mais il en est une autre qui est artificielle ; cette dernière pourrait être comparée aux conventions admises dans l'art du blason monochromatique, où les caractères spéciaux ne sont pas tout-à-fait arbitraires, mais dont les analogies sont plus ou moins éloignées.

On voit donc que le monochrôme et surtout le monogramme, ne sont pas une véritable représentation de leur modèle, mais qu'ils en offrent pourtant quelques traits suffisans pour rappeler à l'esprit l'image complète, et pour faire deviner l'intention de l'artiste. PIETRO TESTA, dans une composition allégorique où il voulait faire naître dans l'âme du spectateur, une idée de la dignité, des devoirs et de la vocation du peintre, a mis pour devise : *Intelligenza ed uso* (1). Cet adage qui s'adresse particulièrement à l'artiste, ne convient pas moins à l'Iconologiste. Quand les sens reconnaissent dans les linéamens le rudiment d'une représentation, c'est à l'intelligence à suppléer toutes les autres idées dont l'auteur avait été occupé.

§ 6. *Rapports entre le dessin et le langage.*

Puisque les diverses sortes de dessin monochrôme ne sont pas des représentations identiques des corps ; que pour en connaître les formes et les relations réciproques, une opération intellectuelle est indispensable : on peut dire que ce moyen de communication n'est pas une substitution de la nature, mais qu'il est mi-parti de la peinture et du langage.

En effet, qu'est-ce que le langage ? On peut nommer ainsi tout moyen physique capable de produire une impression et une sensation sur quelqu'un de nos sens ; moyen qui, à l'occasion de cette sensation, fait naître dans notre esprit des idées qui avaient été attachées *conventionnellement* à cette sensation. Il me semble qu'une langue pro-

(1) Voyez le recueil des estampes, de Pietro Testa, formé par M. Atger.

prement dite, est un moyen de communication purement intellectuel; et je n'oserais pas appeler *langues* les moyens naturels, de faire naître immédiatement des modes pathétiques, comme sont les cris, les mouvemens, les attitudes, les formes, qui se produisent dans l'homme et dans les animaux, et dont la vue détermine chez les bêtes, chez nous et surtout chez les enfans, la sympathie, l'antipathie, l'horreur, la terreur, ou d'autres affections instinctives, sans le secours des *idées;* ou si j'employais cette expression dans ce sens, ce serait par une extension métaphorique.

Le langage humain le plus usité, le plus commode, le plus fécond, c'est la parole, ou bien l'écriture, qui est elle-même le *langage* de la parole. Mais il est aisé de voir que chacun de nos sens est susceptible d'un véritable langage conventionnel: *tout n'est que de s'entendre* (1).

Le langage de la parole n'a pour signes naturels que ce qu'on appelle les *onomatopées*, tous les autres moyens sont de convention.

D'après ce qui a été dit, le dessin peut être considéré comme une sorte de langage, où l'on trouve

(1) Les journaux ont beaucoup parlé, en 1829, d'une *langue musicale*, inventée par M. Sudre, laquelle devait être fort utile pour transmettre des idées à une grande distance. Tout le monde connaît l'usage des systèmes de cordes dont se servaient les Péruviens, pour communiquer des pensées aux absens.

un assez grand nombre de signes naturels, mais où l'on est obligé de reconnaître beaucoup de signes d'un autre genre, dont la valeur ne découle pas immédiatement de l'impression qu'ils exercent sur nos sens, et ne s'obtient qu'au moyen de diverses opérations mentales.

Le dessin ne doit pas être confondu avec les hiéroglyphes, qui ont pu être primitivement des représentations iconiques des idées, semblables aux plus anciens caractères des Chinois, dont parle M. Klaproth (1), mais qui paraissent avoir été en Égypte une véritable langue conventionnelle, composée d'élémens, dont les uns sont phonétiques, d'autres alphabétiques, et quelques-uns probablement iconiques (2). Mais comme l'Iconopée se compose de trois parties, dont l'une est maté-

(1) Encyclopédie moderne par M. Courtin, Planches. (Grammaire générale, théorie des signes.)

(2) Dans la traduction des leçons de M. Schlegel, *sur l'histoire et la théorie des Beaux Arts* (10me leçon) M. Couturier de Vienne dit : « M. Champollion le jeune.... a découvert qu'une » partie considérable des caractères (hiéroglyphiques) n'étaient » pas destinés à représenter des choses ou des idées, mais des » sons ou des mots ; que plusieurs des figures étaient phonéti- » ques ou alphabétiques, et que leur emploi était déterminé » par les choses et objets qu'ils représentaient, et dont les noms » vulgaires dans la langue parlée du pays commençaient par » les sons qu'on voulait exprimer. » Il serait singulier que cette langue écrite ne se composât que de rébus. Au reste, M. Klaproth est loin de partager cette opinion.

rielle ou naturelle, une seconde intellectuelle, et une troisième presque conventionnelle, ou du moins analogique de très-loin, il me semble qu'à cause de ces deux dernières parties, on a pu dire que l'Iconologie est l'ensemble des connaissances nécessaires pour bien *lire* les productions des arts et du dessin.

§ 7. *Autres points de vue sous lesquels le langage et le dessin se ressemblent.*

Quelque différence qu'il y ait entre le langage et le monochrôme, sous le rapport de leurs moyens et de leurs mécanismes respectifs, il faut reconnaître plusieurs ressemblances sous le rapport de leurs fins, et des dispositions mentales nécessaires à ceux qui se servent de ces deux moyens de communication.

Le but commun du langage et du monochrôme, c'est de transmettre, 1° des idées d'objets qui peuvent tomber sous les sens; 2° des idées de la relation qui existe entre les choses sensibles; 3° des notions abstraites; 4° des affections et des modifications de l'âme.

La langue fixe chaque idée transmissible sur une impression éprouvée par un organe sensible. Pourvu que la mémoire puisse rappeler la valeur de chaque impression, et les relations des idées qui en proviennent, la communication est complète.

1° Le monochrôme transmet immédiatement les

objets visibles par la représentation, en tant qu'il est en son pouvoir, ou il rappelle promptement à l'imagination le souvenir des choses qui y sont attachées, mais que l'artiste a omises avec intention.

2° Quand il faut faire naître l'idée d'objets qui ne sont pas visibles, l'artiste les associe à la vue de quelque circonstance spéciale d'un objet représenté. POUSSIN, dans son tableau des *Philistins frappés de la peste*, voulant nous dire que les ulcères des malades étaient fétides, nous montre deux individus qui, pour s'approcher des mourans, se bouchent le nez. Un des deux fait même en sorte d'éloigner son enfant d'un lieu d'où s'élèvent des miasmes aussi puans que nuisibles.

S'il s'agit de faits transitifs qui ne sont pas susceptibles d'une représentation, le dessinateur s'ingénie à trouver la relation de ces faits avec des objets présens et visibles. Le lieu de la scène, l'expression des acteurs, la présence des causes, celle des effets, suffisent pour raconter tout ce qui est historique. Dans un tableau de M. ANSIAU, dont le sujet est l'*Enfant prodigue revenu chez son père* (1), je crois connaître dans le malheur de ce jeune homme, une circonstance qui m'attendrit. Il est *à genoux* entre les bras de son vieux père. Le chien de la maison vient lui lécher la partie plantaire du talon. Il ne m'en faut pas davantage pour avoir une

(1) La date de la composition est de 1819. Ce tableau est à l'Hôtel-de-Ville d'Auch.

idée de ce qu'a souffert le pauvre enfant : il est dans le dénûment le plus complet ; malgré la délicatesse de son éducation, force lui a été de faire une longue route sans chaussure, puisque la plante des pieds est meurtrie et écorchée.

3° La communication des idées abstraites par les moyens iconiques, est difficile, et presque toujours ambiguë. Cependant on transmet habituellement des pensées de ce genre par deux sortes d'industrie : l'une est l'Histoire, l'autre l'Allégorie.

Une idée générale, un précepte, une maxime peuvent se communiquer, au moyen d'un fait. Pour cela, il faut d'abord présenter la vérité historique, ensuite l'accompagner d'une approbation ou d'un blâme. Il est vrai que l'approbation n'a pas besoin d'un témoignage explicite ; elle est de droit sous-entendue par le seul énoncé iconique du fait, lorsqu'il n'est pas revêtu d'une improbation expresse. Pour exemple d'une maxime enseignée par les arts du dessin, je citerai un sujet ancien, publié par WINCKELMANN (1), et reproduit ensuite imparfaitement par M. MONGEZ et par D'AGINCOURT, mais dont il me semble qu'on n'a pas bien compris le sens. Dans un exèdre garni d'un siége fait en manière de banc et figuré en hémicycle, se trouvent sept hommes d'âges différens. Quatre sont placés sur ce siége ;

(1) *Monumenti antichi inediti*, chapitre V de la quatrième partie du premier volume, N° 185, pag. 242. Le monument est une mosaïque qui est dans la Villa Albani.

entre deux de ces quatre est une place que va occuper un cinquième prêt à s'asseoir. Il peut y avoir une sixième place ; mais si elle existe, elle est pour le sixième personnage qui nous empêche de la voir, et qui s'est levé pour faire une démonstration. Le septième individu est un homme jeune, adulte, mais imberbe, qui est vis-à-vis du sixième, c'est-à-dire, sur le même plan, et au côté opposé. Ce septième qui porte à la main un serpent, ou plutôt une figure de serpent, est dans la station, mais immobile. Devant l'assemblée est un tabouret sur lequel se trouve une sphère ; le sixième individu paraît disserter en indiquant cette boule avec une baguette. Sur un cippe assez long on voit un cadran solaire.

Winckelmann considère cette assemblée comme une réunion de Philosophes. L'attribut du septième lui ayant fait croire que ce personnage est un Médecin, il se détermine à penser qu'ils sont tous confrères, et qu'ils s'instruisent ici mutuellement.

Mais les six premiers ne présentent rien qui nous autorise à les croire médecins. Les objets dont ils s'occupent ne font point partie intégrante du système médical. Tout bien compté, il est vraisemblable que les six personnages sont des Savans qui étudient les Sciences physiques et mathématiques. Quant au septième, il est spécifié par son serpent, qui est l'attribut de sa profession : il est Médecin ou il aspire à l'être. Mais pourquoi est-il à cette assemblée, ou pourquoi n'y a-t-il pas une place? La raison de cela me paraît être le sujet principal de cette composition. Depuis qu'HIPPOCRATE a séparé la Philosophie d'avec la Médecine, c'est-à-dire les Sciences Physiques d'avec la Science de l'Homme, on a dû faire en sorte de ne pas confondre les Philosophes et les Médecins, surtout dans un tableau qui est consacré à la Didactique. D'après cela, dans un lieu où des Physiciens se réunissent pour parler de leurs études, à quel titre pourrait-on y trouver un Médecin, dont la Science diffère tant de la Physique par les faits et les dogmes dont elle se compose? Il doit s'y trouver, non comme confrère, comme maître, ou comme coopérateur; mais comme observateur, comme curieux, comme un voyageur industrieux qui n'a rien à offrir, et qui néanmoins cherche à remarquer tous les articles à sa convenance. Il doit donc y aller pour faire des acquisitions, mais il ne doit pas y rester, de peur de perdre un temps que d'autres devoirs réclament. On voit donc qu'une maxime d'un ordre assez élevé a pu être exprimée par l'Iconopée.

La seconde manière d'exprimer iconiquement les idées abstraites, est pareille à celle dont usent toutes les langues alphabétiques; je veux parler des *Tropes*. Le langage des Sciences abstraites ne se compose guère que de caractères qui, primitivement, étaient des métaphores. Pour transmettre des notions philosophiques, le dessin a recours aux allégories, aux emblêmes, aux énigmes, aux allusions, aux figures de toutes les espèces.

L'Allégorie est un moyen indispensable; mais on en a tant abusé, que les Artistes ont aujourd'hui de la répugnance à s'en servir. Si on veut l'examiner sous le rapport du goût, ils ont peut-être raison; mais si on la considère comme moyen de communication, comme procédé qui appartient à cet idiôme, je doute qu'ils puissent s'en passer. Par exemple : quand on a voulu conserver le souvenir des Médecins qui ont montré tant de zèle dans l'épidémie de 1832, à Paris, on a montré, dans une médaille, la Ville personnifiée, éplorée, qui soutient un homme atteint de la maladie; ESCULAPE, qui donne des ordres, un de ses disciples qui vient au secours du malheureux, et qui lui prodigue des soins sans précaution et sans réserve. Un fait particulier n'aurait pas pu exprimer un dévouement général, une vertu de presque tout le corps médical. Mais dans tous les cas, je demanderai grâce en faveur de l'*Allusion* (1). BACON s'en est servi d'une manière si ingénieuse, que ce moyen me séduit. On connaît son traité de *la Sagesse mystérieuse des Anciens* (2), où il rappelle un certain nombre de fables qu'il regarde comme des emblêmes de vérités

(1) C'est ce que WINCKELMANN appelle *Images abstraites*. Voy. son *Essai sur l'Allégorie*, chap. 1.

(2) Cet ouvrage a été traduit en français, par J. BAUDOIN.

scientifiques, morales ou politiques très-profondes. Dans un voyage, j'ai vu chez un de mes confrères, un dessin encadré, dont le sujet servait de texte à une proposition médicale abstraite, par le moyen d'une allusion. C'était le *Combat d'*HERCULE *et d'*ANTÉE, tiré du *Tombeau des* NASONS, dont les peintures ont été gravées par PIETRO SANTE BARTOLI. Dans un paysage, on voit, au milieu, les deux combattans. D'un côté, MINERVE donne des conseils à HERCULE; de l'autre, la TERRE personnifiée, est au secours de son fils. HERCULE, irrité d'une longue résistance à laquelle il ne s'attendait pas, suit les avis de sa protectrice : il soulève son adversaire. Dès qu'ANTÉE ne touche plus la terre, il n'a plus de forces. A cet aspect, la mère est éperdue ; elle sait bien que c'en est fait, puisqu'il ne tire sa puissance que du sol maternel.

Ne voyant pas d'abord la relation que cette représentation mythologique pouvait avoir avec la Médecine, je la demandai au docteur. « C'est, me dit-il, l'emblême du combat entre la Médecine Hippocratique » et la Médecine Anatomique de nos jours. » Il est vrai que la Médecine qui se vante d'avoir pour *base* l'Anatomie (1), est inattaquable quand elle se contente de s'occuper des lieux du corps où résident les

(1) Dans le Prospectus du *Traité complet de l'Anatomie de l'Homme*, de M. BOURGERY, il est dit que l'Anatomie est une science-mère, dont toutes les autres études médicales ne sont que des *applications*.

phénomènes, et des instrumens qui ont servi à leur opération; mais si la Médecine Hippocratique attire sa vaniteuse subordonnée vers des régions plus élevées, s'il s'agit de contempler des causes actives internes qui ont produit ces phénomènes, et des modes suivant lesquels elles procèdent, la Médecine Anatomique, destituée de l'appui de sa mère, est perdue.

4° Enfin, les affections morales qu'il nous importe tant de distinguer, de spécifier, et dont il serait si utile de pouvoir caractériser les divers modes, sont du domaine de l'Iconopée. Quoique le monochrôme soit une représentation défective, il peut discerner dans la figure humaine et dans les animaux, des nuances très-délicates. Quand il en sera temps, nous citerons, pour prouver cette assertion, quelques exemples tirés des diverses productions de ce genre, et en particulier de celles qui composent la collection de la Faculté.

On voit d'après tout cela, que l'art Iconique est, par son but, une sorte de langue, dont les productions peuvent renfermer le dépôt des connaissances contemporaines. Il s'ensuit qu'un cabinet de dessins monochrômes doit être considéré comme portion d'une bibliothèque. Cicéron le pensait ainsi sans doute, puisqu'il destinait à l'agrandissement de la bibliothèque de son Tusculum, les bustes, les statues et les autres raretés du même genre, qu'il avait chargé Atticus d'acheter à Athènes (1).

(1) Moradin, Hist. de Cicéron, liv. 1, chap. 1, § XV.

§ 8. *Division générale de l'Iconologie.*

Le Monochrôme doit être étudié comme une langue, sous les deux rapports littéral et philosophique : 1° le sens littéral d'une langue peut être comparé à la détermination du sens matériel d'un monogramme, à la conception de l'objet physique qu'il représente ; 2° le sens philosophique du discours, son interprétation, son Herménie (1), correspond à l'explication d'un Dessin.

Ainsi, comme les fonctions du grammairien ne sont pas les mêmes que celles du philologue, l'Iconographe doit être distingué de l'Iconologiste.

La science du Dessin a donc une partie technique qui a pour objet la représentation de tout ce qui tombe sous nos sens; et une partie métaphysique qui a pour objet de faire naître dans notre esprit des notions purement intellectuelles. Cette langue a donc un dictionnaire, une syntaxe et une littérature. Donc, encore, elle a besoin d'une bibliothèque classique où l'on apprenne toutes les manières dont cet idiôme exprime les pensées de ceux qui le parlent, et où l'on puisse distinguer tous les styles, depuis le plus naturel jusqu'au plus figuré, depuis le plus bas jusqu'au plus sublime.

(1) *The Works of* Francis Bacon, *baron of Verulam, Viscount St. Alban and Lord High Chancellor of England.* London, 1753, *in*-fol°, vol. III. *De dignitate et augmentis scientiarum.*

§ 9. *Utilité de la Littérature monochromatique.*

Chaque langue a une littérature propre, dont le caractère est spécial. Dans chacune, on trouve des idées, des modes de penser, des habitudes et des propensions mentales, qu'on ne trouve pas dans les autres. Il est inutile à présent de chercher si la littérature gouverne la langue, ou si la nation qui parle cet idiôme est faite pour le systême d'idées et pour la forme des expressions qui le manifestent : il nous suffit d'être convaincus du fait. Personne n'ignore que la translation d'une science construite au moyen d'une langue, dans une autre langue d'un génie fort différent, est prodigieusement difficile : Cicéron se vantait d'avoir rendu un des plus grands services à sa patrie, quand il avait appris aux Romains *à parler* en latin *la philosophie* des Grecs.

Serait-il surprenant que la République pittoresque eût aussi sa littérature spéciale, et qu'on y trouvât des notions particulières, des tendances morales et une manière de s'exprimer qui lui fût propre ? C'est plus que vraisemblable : les Iconologistes nous ont fait connaître un grand nombre de richesses philosophiques prises dans les productions de l'art, et que l'on peut importer chez d'autres nations scientifiques.

C'est donc à titre de connaissances utiles littéraires et techniques, qu'une collection de dessins originaux de tous les genres a été placée dans notre Faculté. C'est une langue aussi féconde et aussi noble que tant d'autres, dont on a réuni les lexiques et les productions les plus remarquables, en faveur d'une jeunesse pleine d'aptitude, qui travaille à compléter sa première éducation.

Un artiste, homme de génie, Pietro TESTA, a voulu faire le panégyrique du monochrôme en exprimant ses pensées au moyen du crayon. Dans une estampe qu'il avait gravée, on voit un grand nombre d'adolescens qui dessinent avec attention. On leur avait recommandé de suivre la Nature, et ce précepte était figuré sous la forme de la Diane d'Éphèse. Mais la règle qui pouvait asservir leur œil et leur main ne suffisait pas à leur éducation; il a fallu développer leur intelligence. D'abord, on a voulu leur apprendre à faire un choix, et pour cela on a mis sous leurs yeux un groupe, celui des trois Grâces. Ensuite, des Maîtres expérimentés, parmi lesquels je crois reconnaître RAPHAËL, d'un côté, et POUSSIN, de l'autre, joignent oralement leurs conseils à la pratique à laquelle les Élèves se livrent. Vis-à-vis de ces jeunes gens, on voit un Aréopage qui attend leurs productions. Ces travaux qui doivent leur mériter des palmes et d'autres récompenses, vont servir à rendre indestructible l'inscription graphique des connaissances scientifiques, historiques, morales; et le Temps dont l'emploi était d'anéantir l'éclat de la vertu, de la réputation, de la gloire, tombe sans force et sans vie à la vue d'une Immortalité qui l'absorbe.

§ 10. *Manière d'étudier l'Iconographie, ou Art de bien lire le Dessin.*

Le meilleur moyen d'acquérir cet art serait vraisemblablement un grand usage du Dessin. Nous savons que dans bien des occasions, l'empirisme vaut mieux que la théorie; mais dans le cas actuel, il pourrait y avoir de l'inconvénient à ne conseiller que la pratique : la réflexion est toujours indispensable, et très-souvent elle est suffisante.

Si l'on excepte les enfans qui ont un goût décidé pour le dessin; qui s'en occupent continuellement malgré les obstacles qu'on oppose à leur penchant; et qui, bon gré mal gré, deviennent artistes: nous pouvons dire qu'en général, les adolescens ne s'y livrent guère que par devoir; qu'ils n'en sentent ni la nature, ni la véritable utilité; que dès qu'ils ont leur liberté, ils ne touchent plus le crayon, et que s'ils jettent les yeux sur une des productions de l'art, ce n'est plus pour la considérer, pour y acquérir des idées, mais seulement pour voir si cet aspect leur produirait du plaisir. Ainsi, la pratique à laquelle ils se sont appliqués est presque perdue pour leur éducation intellectuelle.

La connaissance significative du dessin, ne vient guère qu'à l'époque où les facultés mentales sont assez développées, pour que le jeune homme puisse pénétrer dans les hautes sciences. Or, s'il est destiné à l'étude d'une science étendue, profonde, immense, comme est la Médecine, on n'aura pas le courage de lui conseiller d'étudier l'Iconologie au moyen de la pratique du Dessin.

A cette époque, la tête est prompte et la main lente, et quand il s'agit d'éclairer les sens, il est alors plus prudent d'acquérir les notions nécessaires plutôt par la méditation que par l'exercice corporel. C'est ainsi qu'un savant laborieux, qui veut connaître la littérature d'une langue étrangère très-difficile, se contente d'acquérir l'intelligence de cet idiôme, sans se donner la peine de le parler avec la prononciation et l'accent qui lui appartiennent.

Ce conseil ne s'adresse qu'au commun des hommes; ceux qui par leur capacité peuvent beaucoup entreprendre à la fois, ou qui par leur énergie peuvent compenser la dissipation du temps par l'intensité du travail, ceux-là sont hors des règles ordinaires.

Ce que j'ai dit se rapporte seulement à la lecture du monochrôme, soit fini, soit défectif. C'est la partie la plus matérielle de l'art. Quant à l'Iconologie, elle demande des comparaisons, des réflexions d'un autre genre, et il est aisé de voir que l'usage du crayon n'est pas du ressort de cette étude.

§ 11. *Quelles sont les dispositions mentales que doit naturellement introduire chez l'Étudiant en Médecine, la vue habituelle d'une collection de dessins, pareille à celle de la Faculté ?*

Un jeune homme qui n'a pas eu occasion de s'exercer au dessin, mais qui, d'ailleurs, a reçu une éducation soignée, ne peut pas voir avec indifférence une collection de monochrômes qu'une École célèbre expose avec confiance et conserve précieusement. Cette prévention est si raisonnable, que celui qui en serait exempt, serait jugé d'avance d'une manière défavorable.

Quelque étranger qu'il soit à ces produits de l'Art, il n'osera pas les voir avec mépris quand il entendra les noms de leurs auteurs. En faisant ses humanités, il a pris une teinture de la théorie des beaux-arts; il est impossible qu'il n'ait pas entendu prononcer plusieurs de ces noms que l'Æsthétique proclame : Léonard de VINCI, MICHEL-ANGE, RAPHAËL, TITIEN, les CARRACHES, DOMINIQUIN, RUBENS, LE BRUN, LE SUEUR, POUSSIN, MIGNARD, et beaucoup d'autres qui, quoique moins illustres, s'accompagnent toujours d'une épithète honorable. Il ne pourra pas se figurer que de pareils hommes n'aient été que des artisans, ou tout au plus des décorateurs; il sera persuadé que les traits sortis de leurs crayons sont l'expression rapide de leurs pensées; et quels penseurs devaient être des hommes que les savans, les poètes et les littérateurs les plus distingués disputaient aux rois!

Je serais bien surpris, d'après cela, que le jeune homme ne s'empressât pas de chercher à connaître la langue contractée et en quelque sorte acroatique (1) des Artistes; de s'exercer à lire correctement, non-seulement les dessins les plus finis, mais encore les esquisses les plus défectives, les croquis les plus informes. Quand on aspire à l'intelligence d'une langue, on ne se contente pas de s'accoutumer au style le plus abondant, et, si l'on peut parler ainsi, le plus explicite; on étudie aussi le style le plus serré, où les ellipses sont les plus fréquentes.

On pourra nous dire : puisque vous comptez sur cette curiosité de l'élève, pourquoi ne lui présentez-vous pas exclusivement les objets qui peuvent l'instruire directement sous le rapport de la science qu'il vient étudier, afin qu'il apprenne à la fois et la langue et les idées qu'elle exprime?

Notre réponse sera aisée. Nous agissons dans ce cas comme l'on agit dans tous les colléges, quand on enseigne le Grec ou le Latin. Pour allécher le novice, on n'a garde de mettre entre ses mains les ouvrages techniques qui exposent la science spé-

(1) Qui n'est pas à la portée du vulgaire, et qui n'est entendue qu'au moyen d'explications particulières.

ciale que l'adolescent doit étudier plus tard : HIPPOCRATE, ARCHIMÈDE, EUCLIDE, HERON, PLINE, VITRUVE, VÉGÈCE, ne se voient guère dans les classes de Grammaire, quelle que soit la destination des commençans. Les matières renfermées dans ces livres ne s'adressent qu'à l'intelligence; elles n'intéressent ni l'imagination, ni le cœur, ni l'ame; et ce sont ces facultés qu'il faut remuer, si l'on veut que l'élève trouve du plaisir dans l'étude d'une langue. Aussi on ne manque pas de mettre entre les mains de l'élève, les morceaux de l'Antiquité les plus gracieux, les plus amusans, les plus pathétiques, ou en général, les plus capables d'exciter les passions honnêtes. Pourquoi ferions-nous autrement quand nous avons l'intention de faire naître chez nos étudians l'envie d'acquérir un idiôme qui leur sera bientôt de la plus grande utilité ? Faut-il les rebuter par des objets d'abord insipides ou dégoûtans, dont les profits sont encore éloignés? Attirons-les par des images qui excitent la curiosité, et par des émotions douces. Dans peu, l'intelligence se développera; ils seront à la portée de ce mode de transmission, et alors ils n'auront aucune peine à appliquer cette langue aux objets scientifiques qu'ils recherchent.

Au reste, ce serait une grande erreur que de s'imaginer que les sujets des dessins dont je parle sont étrangers aux études médicales. La Médecine étant la Science de l'Homme, et la connaissance de tous les objets qui sont en rapport avec lui, on ne sait quelles sont les choses qu'on pourrait regarder comme inutiles. Tout ce que le commençant examine d'abord comme occasion de curiosité ou d'intérêt affectif, il sera obligé de le revoir comme matière essentielle de ses occupations. Ainsi l'homme, ses formes, ses actes, ses affections morales, une partie de ses affections morbides, les modifications qu'il reçoit de tout ce qui l'entoure : voilà les sujets constans de ses compositions. Après les avoir vus *æsthétiquement*, il les regardera de nouveau sous le point de vue médical.

Indépendamment de ces acquisitions réelles que l'élève a dû faire, il me paraît que les exercices iconographiques doivent introduire en lui une disposition mentale qui modifie avantageusement sa manière d'étudier les sciences naturelles, et particulièrement la Médecine. Les principaux élémens de cette disposition sont les suivans.

1° *Le compas à l'œil.* Tout le monde connaît la valeur de cette expression proverbiale. L'étude du dessin produit cette aptitude, qui est de la plus grande importance, quand il s'agit d'acquérir la connaissance des objets visibles.

2° *Graver plus profondément dans l'esprit l'idée claire d'un objet que l'on a vu.* On sait que le temps efface lentement, dans l'imagination, l'idée d'un objet visible absent. L'image imparfaite de ce même objet par l'Art du Dessin, ne substitue pas simplement le portrait au modèle; mais, si on les compare, elle a la vertu de reproduire long-temps dans l'âme, l'idée qu'avait causée la présence de l'original. Quelqu'attentif que soit un observateur, il est infiniment probable que le dessinateur a représenté l'objet avec plus de fidélité que le premier n'a pu le retenir. Ainsi, le Dessin est un supplément à la perspicacité et à la mémoire de la plupart des hommes; et celui qui en connaît l'utilité, s'accoutume à retracer à ses yeux, de temps en temps, les traits qu'il lui importe de conserver. Afin de voir ce qu'a pu faire l'habitude du Dessin sur la force de conception et sur la mémoire des objets visibles, on n'a qu'à lire ce que dit un journal étranger, sur la clarté et la netteté de ces sortes de pensées chez M. Cuvier.

« Pour donner à ceux qui ne l'ont pas connu » une idée de la perfection de sa méthode et de » son aptitude à saisir un objet et à s'en rendre » compte, de manière à le faire comprendre aux » autres aussi bien que son esprit l'avait conçu, » il suffirait de faire remarquer son talent parti- » culier pour le Dessin. Il s'était tellement appro- » prié chaque objet de la nature organique, que » tout en le décrivant il le dessinait en traits hardis » et sûrs, soit sur le papier, soit sur le tableau, » sans réfléchir, sans s'arrêter, tout comme on » écrit les mots d'une langue qu'on possède parfai- » tement. Il avait découvert dans la nature une

» sorte d'orthographe, et l'avait si bien, si parfai-
» tement apprise, qu'il ne pouvait plus se tromper
» dans les contours, dans la taille et dans les pro-
» portions de l'objet qu'il représentait; commen-
» çant le dessin d'un animal, d'un organe, d'une
» préparation, soit en haut, soit en bas, soit par
» l'un de ses côtés, tantôt par les parties princi-
» pales, tantôt par une partie peu importante,
» toujours il en résultait un contour net, exact,
» harmonieux et proportionnel; on eût été tenté
» de dire que l'orthographe, suivie par la nature
» dans ses créations, lui était plus familière que
» ne l'est à la plupart de ceux qui écrivent celle de
» leur propre langue (1). »

3° *Acquérir l'idée d'un objet naturel qu'on n'a jamais vu.* Quoique le simple camayeux ne puisse représenter un corps que d'une manière fort incomplète, l'Iconologiste concevra certainement la forme de l'objet, de manière à ne pas le confondre avec ceux qui lui ressemblent. Il ne pourrait y avoir confusion que lorsque deux objets seraient identiques sous le rapport des formes, du contour, des traits, du clair-obscur, et ne différeraient que par la couleur; or, ces ressemblances sont extrêmement rares. D'ailleurs, si l'Iconologiste ne peut pas

(1) George Cuvier; *Traduction d'une lettre de Paris, adressée à la* Gazette universelle d'Augsbourg, *et insérée dans cette feuille le* 1er *juin*. Journal Officiel de l'Instruction Publique, jeudi 16 août 1832.

spécifier l'objet représenté, il lui sera toujours possible d'en connaître le genre ou la catégorie.

4° *Concevoir d'un coup-d'œil l'idée d'un objet qui n'a point de type dans la nature, et qui est enfanté par l'imagination créatrice.* Lorsqu'un homme imagine un objet visible, soit dans l'ordre de la mécanique, soit dans l'ordre de la poésie, il lui est souvent bien difficile de communiquer sa pensée aux autres, par le moyen du langage. Celui qui reçoit la communication se plaint de ne pouvoir pas assembler tous les élémens de l'objet, soit que l'inventeur manque de clarté dans l'exposition, soit que chez le lecteur la force de conception ait trop peu d'activité. Le dessin le plus informe vaut ordinairement mieux que la description écrite la plus circonstanciée.

5° *Distinguer dans un dessin les linéamens et les formes qui sont d'après nature, d'avec ceux qui sont fictifs.* Tout le monde sait en quoi consistent les compositions littéraires que l'on nomme *Romans historiques.* Celui qui connaît l'homme et la société, distingue très bien dans un tel ouvrage ce qui est conforme à la nature et ce qui est imaginaire, ce qui est vrai, et ce qui est controuvé. Les bons Iconologistes trouvent un vrai et un faux dans les Arts du Dessin, et en étudiant un portrait dont ils ne connaissent pas l'original, ils déterminent avec assez de justesse ce qu'il y a de fidèle et ce qu'il y a de fantastique.

Cette aptitude à discerner le vrai d'avec le faux, peut donner une conviction telle, qu'un dessin contraire à l'opinion doctrinale du dessinateur, peut former un argument *ad hominem* d'une certaine force. Ainsi, Othon MULLER, dans son traité des *Animaux infusoires*, rejette le sentiment de WRISBERG, sur la section spontanée de ces animaux et de la séparation des deux segmens en deux individus; pour cela, il fait appel de l'opinion de cet auteur, au dessin que lui-même WRISBERG avait fait, et qui infirmait sa prétention (1).

6° *Dans la contemplation des corps vivans, ne pas s'arrêter à la connaissance des formes et de tout ce qui tombe sous nos sens, mais aller à la recherche des causes internes actives qui déterminent les accidens externes.* Les représentations de *nature morte* n'appartiennent essentiellement qu'à l'Histoire Naturelle; dans les compositions pittoresques, elles ne sont que des accessoires éloignés. Pour que les sujets nous intéressent, il faut que les images nous présentent non-seulement la vie, mais encore le sentiment. Un paysage même est insipide, si l'on n'y voit pas un être sentant qui soit affecté par ces objets extérieurs. Nous avons besoin de sympathiser avec nos semblables, ou avec des animaux que nous croyons doués d'une affectibilité sembla-

(1) *Vid. Animalcula infusoria fluviatilia et marina quæ detexit, etc. Oth. Frid. Müller, curá Oth. Fabricii. Hauniæ,* 1786, *in-4° cum tab. æn. in præfat. K, pag. XI atque XII.*

ble à la nôtre. Ainsi les bêtes sauvages ont un certain attrait pour quelques artistes; afin de les représenter avec intérêt, le peintre imagine des chasses où ces animaux poursuivis par l'homme et par des chiens, expriment leurs craintes, leurs terreurs, leur désir de se sauver, leurs fureurs, leurs combats, leur mort (1). Comme nous trouvons un plaisir à penser que le cheval s'associe à nos affections, dans ceux de nos travaux et de nos dangers qu'il partage, une grande partie des études des peintres est de bien connaître la manière dont cet animal manifeste ses passions (2). La représentation des batailles, des courses, des services que le cheval nous rend tous les jours, est pour les artistes l'occasion fréquente de nous montrer les divers sentimens pathétiques de ce quadrupède. Quant à l'homme, on ne peut nous le montrer que vivant et pensant. Si l'on nous le représente endormi, c'est pour nous apprendre quelles étaient ses occupations antérieures ou celles où il va se livrer (3), ou pour nous faire connaître quels sont

(1) Comme exemple, on peut citer les beaux dessins d'Oudry dans la Collection de la Faculté : (Nos 212, 213 et 214).

(2) *Essai sur l'expression des diverses passions du cheval*, par M. Vincent, Professeur de l'Académie royale de Peinture. Paris, 1787.

(3) Voyez l'Ermite endormi, de Vien, qui se trouve dans un des Recueils donnés à la Faculté par M. Atger.

les songes qui l'affectent (1). Quand il est éveillé, on veut ou qu'il agisse, ou, au moins, qu'il pense, sans cela le spectateur est indifférent à la représentation. Faute de cette condition, la plupart des portraits valent moins que des représentations d'objets d'Histoire Naturelle, parce que dans un traité de cette science on désire connaître l'espèce, et que les dessins nous sont toujours utiles sous ce rapport, tandis qu'un portrait commun, qui n'est remarquable ni par le nom du modèle, ni par la supériorité technique de l'exécution, ne nous offre qu'un individu dont nous ne connaissons pas l'âme, seul élément qui communique avec nous.

L'habitude de l'Iconologie doit naturellement nous donner une tendance à ne pas nous contenter de jouir des formes extérieures des objets, et à nous diriger vers la contemplation intellectuelle des causes dont ces formes sont la manifestation. Or, ce désir de s'élever à la connaissance de choses très-réelles, mais inaccessibles aux sens et à l'imagination, est tellement essentiel aux études médicales, que sans lui il est impossible de concevoir le véritable objet de la Médecine. Il y a certainement dans cette science pratique, quelques phénomènes qui sont le résultat de causes mécaniques, et pour l'explication desquelles on n'a besoin d'autres puissances que de celles que nous

(1) Voyez le songe de Saint Joseph, de MIGNARD.

avons reconnues en physique et en chimie; mais la plupart des faits médicaux sont d'une nature très-différente; et quand on cherche à deviner, dans une représentation pittoresque, les modes pathétiques que l'artiste voulait exprimer, on emploie plus utilement son temps, et on est plus près de la route de la Physiologie Humaine, ou de la Science de la Nature de l'Homme, considéré comme vivant et comme pensant, que lorsqu'on cherche à résoudre bon gré mal gré, les phénomènes vitaux en lois mécaniques.

SECONDE PARTIE.

UTILITÉ DE L'ART DU DESSIN POUR LA PROPAGATION ET POUR LA CONSERVATION DES CONNAISSANCES ANATOMIQUES.

§ 1. *L'Histoire de l'Iconologie anatomique prouve l'utilité des arts du dessin, pour l'enseignement de l'Anatomie.*

L'importance de l'Iconopée pour l'enseignement des connaissances anatomiques, a été sentie dans tous les temps; et comme le *consentement général* est une des preuves de cette importance, je désirerais une Histoire étendue et exacte de l'Iconographie de l'Anatomie, depuis le commencement de la Science jusqu'à ce jour.

CHAUSSIER, dans son tableau qui a pour titre: *Plan et divisions du Cours de Zoonomie*, met à la fin un *Appendice* qui doit servir de *complément au cours*. Dans cet *Appendice*, sont les titres suivans: 1° « Histoire de l'Anatomie et de la Physio-» logie; 2° Notice de planches anatomiques qui, » depuis 1499, ont été publiées; Préceptes sur l'art » de dessiner, de décrire les objets anatomiques;

» 3° Figures anatomiques en cire. » On se tromperait, si l'on considérait ces recherches historiques seulement comme des points d'érudition, des embellissemens du cours. L'Histoire des transmissions iconiques de l'Anatomie Humaine, est à mes yeux un article très-important de la Didactique Médicale. Il serait à désirer qu'un Médecin s'en occupât sérieusement. Si je ne me trompe, il arriverait à ce résultat : 1° que l'Iconologie a été le moyen le plus sûr, le plus prompt et le moins équivoque de propager les connaissances anatomiques, et de les mettre à la portée de tous ceux qui doivent les appliquer; 2° que le monochrôme anatomique a toujours été le dépôt le plus durable de ces sortes de connaissances; 3° que par conséquent ceux qui veulent les acquérir et les enseigner, doivent s'exercer de bonne heure à lire avec perfection la partie technique de cette langue ; 4° que lors même que nous ne nous sommes pas exercés à la pratique du Dessin, l'Iconologie nous donne la faculté d'exprimer graphiquement l'idée bien claire d'un objet visible, au moyen des lignes magistrales de cet objet : à peu près comme, sans s'être appliqué à la Calligraphie, un homme rend ses pensées avec une écriture qui ne plaît point à la vue, mais qui est intelligente et parfaitement lisible.

Il était aisé de prévoir ces avantages dès l'origine de l'Anatomie ; aussi l'Iconopée a-t-elle été appliquée de très-bonne heure à la description des objets anatomiques. Je désirerais donc que l'Histoire de ce moyen didactique nous fît connaître sa naissance, ses progrès, ses vicissitudes, sa destinée, et qu'elle nous fît remarquer par des faits, les quatre sortes de services que l'Iconologie Anatomique nous a rendus.

Incapable de participer activement à une pareille entreprise, je me contente d'indiquer quelques points de cette Histoire, sur lesquels je voudrais que les savans dirigeassent leur attention particulière, comme se rapportant spécialement aux propositions que je viens d'énoncer.

§ 2. *Il serait utile de fixer l'origine de l'Iconopée Anatomique.*

Les premiers dessins anatomiques dont on ait parlé, sont ceux d'ARISTOTE (1). Il est malheureux que ce monument de l'Antiquité ne soit point parvenu jusqu'à nous. ARISTOTE nous dit lui-même qu'il a dessiné les veines, les parties génitales, la matrice (2); mais nous ignorons si ces images se rapportaient aux animaux ou bien à l'homme. Étaient-elles annexées aux dix livres de l'Histoire des Animaux? Ou bien faisaient-elles partie des huit livres d'Anatomie dont a parlé DIOGÈNE LAERCE, et que quelques savans ont cru avoir pour objet

(1) *Ælian. Var., H. IX, c.* 22.
(2) *De hist. anim., lib.* 1, *lib.* 2, *lib.* 3.

l'Anatomie Humaine (1)? Quoi qu'il en soit, d'après la description qu'on a faite de ces effigies, les diverses parties en étaient désignées et nommées par des lettres, comme nous le faisons aujourd'hui.

Mais il est bien certain que les Dessins anatomiques d'ARISTOTE ne sont pas les premiers moyens iconiques qui aient été employés à la propagation des connaissances anatomiques. On se souvient de ce passage de PAUSANIAS (2). « Parmi les offrandes » faites à APOLLON, il y avait une statue de bronze » qui représentait un homme exténué par la ma- » ladie, et qui n'a plus que la peau et les os. On » disait à Delphes, que c'était le médecin HIPPO- » CRATE qui avait consacré cette statue. » Or, cette statue n'avait-elle pas été faite dans l'intérêt de l'Anatomie? N'avait-elle pas pour but de faire connaître, autant qu'il était possible à cette époque, la structure du squelette humain?

Il serait bien singulier que les dessins anatomiques d'ARISTOTE fussent les premiers du même ordre qui eussent été faits. On sait que long-temps avant, les Arts du Dessin étaient au plus haut degré de perfection dans tout ce qui regarde la représentation de l'homme. Il est difficile de croire qu'il n'y eût pas, dans les Écoles de Peinture, des Dessins d'Anatomie Pittoresque, ou du moins ce que nous nommons aujourd'hui des Académies faites avec un

(1) V. MÉNAGE, notes sur DIOGÈNE LAERCE.

(2) Liv. X, c. 2.

soin tout anatomique, et expliquées avec autant de détails que nous en trouvons dans les divers traités d'Anthropographie externe, tels que ceux d'Albert DURER, de LOMAZZO, de Daniel BARBARO et autres.

Il existait du temps d'HIPPOCRATE, des écrits sur l'Anatomie, où était la description des formes de l'homme avec tous les détails que peuvent désirer les peintres (1). On ne s'en tint pas aux règles écrites; nous savons que le sculpteur POLYCLÈTE, après avoir fait un traité sur l'Anthropométrie, crut devoir exécuter ses préceptes par les procédés de la Plastique; il fit donc la statue d'un Doriphore, que tout le monde appela le *Canon*, c'est-à-dire, la norme, la règle. Mais ce modèle ne pouvait s'appliquer qu'aux proportions. Il était absolument nécessaire que les Artistes connussent l'intérieur du corps, et particulièrement les muscles, afin d'avoir des principes généraux qu'ils pussent appliquer aux diverses actions figurées dans les compositions iconiques. L'observation la plus assidue du vivant nu serait insuffisante, et le modèle pour un cas donné tromperait souvent l'artiste, s'il n'avait pas une idée des organes qui exécutent les mouvemens. « Combien d'aspects toujours différens, *disent deux* » *auteurs connus*, occasionés par des affections dif- » férentes! Tous les jours, durant un long travail, » tandis que l'artiste considère une partie du corps

(1) HIPPOCR., *de vet. med.* 36.

» de son modèle, et qu'il croit en saisir la forme, » le plus léger mouvement efface ce qu'il allait » imiter : si le modèle respire, tout change : l'en- » nui, la lassitude, l'impression du froid et du » chaud, la pudeur d'une jeune fille qui se voit » nue pour la première fois, ont opéré une vibra- » tion presque insensible ; cela suffit pour que le » muscle qu'il observait disparaisse ; une ondula- » tion fugitive en indique à peine la trace. Qui » osera entreprendre de représenter ces ressorts » intérieurs, sans en avoir auparavant étudié » la disposition, en soulevant le voile qui les » couvre (1)? »

Mais si, d'une part, les Artistes de l'Antiquité ont possédé l'Anatomie; si, d'une autre, il était prodigieusement difficile de se livrer à des dissections sur le cadavre humain, ne doit-on pas conclure que les maîtres, à l'aide de moyens iconiques, mettaient fréquemment sous les yeux des élèves les formes internes du corps de l'homme? Un point d'Histoire qui me semblerait donc intéressant, ce serait de chercher quels ont pu être les moyens de conserver les connaissances anatomiques avant l'apparition des Dessins d'ARISTOTE.

(2) Recherches sur l'Art Statuaire, par MM. GIRAUD et ÉMERIC-DAVID, seconde partie, sect. 1, § 2.

§ 3. *Des moyens iconiques usités pour l'Anatomie depuis* ARISTOTE *jusqu'à l'invention de la Gravure.*

Avant GALIEN, on avait dessiné des instrumens de Chirurgie (1). Ces objets n'étaient pas plus difficiles à comprendre que les parties anatomiques; il est à présumer qu'on avait fait des représentations de ces dernières, mais qu'elles étaient plus rares que les premières, comme moins prochainement utiles.

Il ne paraît pas que GALIEN ait assez bien senti l'importance de ces moyens de propagation. S'il les a négligés, il en a été puni par le reproche qu'on lui a fait de n'avoir pas précisé les formes qu'il a décrites, et d'avoir souvent laissé dans le doute la question de savoir si l'organe ou la disposition qu'il indiquait, se trouvait dans l'homme ou dans quelque animal.

Il est à croire que la rareté des dessins d'objets anatomiques a eu pour cause la difficulté de trouver des modèles; car on n'a jamais ignoré l'utilité du monochrôme pour la tradition des connaissances médicales visibles. Dans les anciens manuscrits, on a plusieurs fois trouvé les descriptions d'opérations chirurgicales, de GALIEN et d'ORIBASE, accompa-

(1) *Galeni, Administrat., Anat., lib.* 8.

gnées de dessins (1). Je ne sais pas si ce complément didactique avait été ajouté par les auteurs, ou si c'était une addition postérieure; mais cette question intéresse peu la proposition que je soutiens.

L'utilité d'instruire par les images s'est fait sentir même dans des lieux et à des époques où l'usage des représentations n'était pas encore adopté : ainsi dans un cas où une figure pouvait exprimer toute une pensée, AVICENNE eut recours à une grossière effigie (2).

Vers le milieu du quatorzième siècle, un auteur inconnu, que l'on croit être George SANGUINATITIUS, fit un *Compendium* d'Anatomie, ayant pour titre *Introductio Anatomica*, et il crut devoir en éclaircir quelques passages qui se rapportent au nom des diverses parties extérieures du corps humain, au moyen de quatre monogrammes assez grossiers, accompagnés d'explications grecques (3).

(1) D'AGINCOURT, Histoire de l'Art par les monumens, depuis sa décadence au 4e siècle jusqu'à son renouvellement, t. V, pl. XLVIII. — Ces représentations sont différentes de celles que VIDUS VIDIUS a publiées dans ses traductions de GALIEN et d'ORIBASE.

(2) Il faut voir comment il représente les sutures du crâne. *Lib.* 1, *Fen.* 1, *Doctrin. V*, *cap.* 2.

(3) V. les commentaires de TRILLER et de BERNARD, *Lugduni Batavorum*, 1744.

§ 4. *On peut conjecturer qu'à toutes les époques, certains Artistes ont eu l'intention expresse de consigner dans leurs ouvrages des connaissances anatomiques.*

A toutes les époques, on a vu des productions de l'Art où l'on remarquait une vérité anatomique exprimée avec une sorte d'affectation. On se demandait quel pouvait être le but de l'Artiste; dans la plupart des cas, il a été permis de penser que l'auteur désirait spécialement graver dans l'esprit du spectateur l'image de choses qui ne sont pas toujours à notre portée, et que le Médecin, le Peintre et le Moraliste, sont également intéressés à connaître.

Chez les Anciens, les Artistes avaient érigé en loi le respect à la beauté, et la proscription de tous les objets qui pouvaient inspirer de l'horreur ou du dégoût (1). Quelle peut donc être la cause qui les a portés à violer cette règle? Je n'en imagine pas d'autre que l'intérêt de l'Art et celui de la Médecine. Comme cet intérêt se confond souvent dans ces deux objets, lorsqu'il s'agit d'étudier l'homme, je rapporte indistinctement à l'Anatomie les remarques suivantes, qu'on veuille les appliquer soit à la Médecine, soit à la Peinture.

(1) WINCKELMANN, du sentiment du beau. — LESSING, LAOCOON.

On rencontre souvent dans les monumens antiques la fable de Prométhée. Quelquefois on y voit Prométhée qui, pour construire un homme, commence par en faire un squelette (1). L'idée fondamentale de l'Allégorie m'a toujours paru être le dogme de la constitution de l'homme construit poétiquement, constitution où l'on reconnaît trois ordres de phénomènes différens, et partant, trois sortes de causes expérimentales. Pour former cet être mixte, on a fréquemment employé les procédés de l'art de modeler (2), qui est une des fictions les plus gracieuses. Mais pourquoi l'Artiste a-t-il préféré nous présenter un objet hideux? Je l'ignore; la seule utilité que j'y trouve, c'est que le Dessinateur et le Physiologiste devaient se féliciter de pouvoir contempler dans cette image le simulacre d'une chose si difficile à rencontrer.

Dans le temple de Delphes, PAUSANIAS trouva parmi les peintures qui le décoraient, la figure de la déesse EURYNOME, ouvrage de POLYGNOTE. « Les » interprètes des Mystères, dit le Voyageur, mettent EURYNOME au nombre des dieux infernaux. » Son emploi, selon eux, est de manger les chairs » des morts, en sorte qu'il n'en reste rien que les » os..... Il faut que je dise de quelle manière le

(1) MONTFAUCON, Antiquité Expliquée, tom. 1, part. 1, pag. 30.

(2) V. WINCKELMANN, Histoire de l'art. Paris, 1789, pl. 1 et pl. 16.

» peintre la représente. Son visage est de couleur » entre noire et bleue, comme celle de ces mouches » qui sont attirées par la viande; elle grince les dents, » et elle est assise sur une peau de vautour (1). » Dans cette image dégoûtante, je ne vois pas une idée métaphysique, pas une idée morale; j'y vois simplement la représentation ou d'une espèce de gangrène, ou de la décomposition d'un cadavre, ou bien l'idée de la réduction d'un corps en un squelette naturel que tout observateur doit contempler. Dans un temps si malheureux pour l'Anatomie, il a fallu consigner dans un tableau ce que nos Élèves font tous les jours dans celui des ateliers de l'*Encheiresis anatomica* (2), qui a pour titre *Sceletopoïesis*.

Vinckelmann nous a conservé un monument, dont l'existence prouve que, chez les Anciens, l'Art n'était pas exclusivement consacré à la beauté humaine. Dans les *Monumenti Antichi inediti* (3), on trouve deux eunuques infibulés, difformes, d'une laideur repoussante, qui portent une lyre. Cette représentation nous instruit d'un fait médical, c'est que la mutilation a souvent pour effet la perte de la beauté, la dépravation des formes, et que, de

(1) Pausanias, ou Voyage historique de la Grèce, livre X, chap. 28.

(2) Dans les bâtimens de la Faculté de Médecine de Montpellier.

(3) T. 1, N.° 188.

plus, elle n'assure pas la continence. Les Iconologistes pourront en tirer d'autres conclusions qui seront morales, mais je crois avoir signalé celles qui se présentent le plus naturellement, et qui sont purement physiologiques.

Dans l'*Antiquité Expliquée* de MONTFAUCON, je vois un squelette ambulant (1). On trouve quelques représentations semblables dans les monumens antiques (2). On ne connaît pas bien les intentions des Poètes et des Artistes qui ont imaginé des effigies aussi désagréables à voir. On nous dit que c'était une invitation à jouir de la vie par la considération de sa briéveté. Je ne sais pas si dans le système des idées des Anciens, un spectacle pareil était propre à produire cet effet; chez nous, des souvenirs de ce genre amènent le contraire, et j'entends dire tous les jours que l'idée de la perte d'un bien suffit pour en empoisonner la jouissance (3). En attendant

(1) T. 2, par. 2, planche 184.

(2) Recherches sur les Danses des Morts, par M. PEIGNOT, introd. pag. XIV.

(3) Ce n'était pas certainement pour exciter les voluptueux à jouir de la vie, que LE SUEUR a fait une composition analogue à l'*Arcadie* de POUSSIN. « Nous connaissons un tableau » appartenant à M. DUFOURNY, dans lequel LE SUEUR, avec » cette délicatesse qui lui était si naturelle, a exprimé cette » même idée du *souvenir de la mort*, par le moyen d'une » seule figure; c'est un jeune épicurien richement vêtu, » couronné de fleurs et brillant de santé, qui, se prome- » nant dans une campagne délicieuse, rencontre un tombeau

que je connaisse des usages plus probables de ces représentations, je croirai que l'Artiste a voulu instruire ou ses confrères, ou les médecins sur le jeu des diverses pièces du système osseux, et sur l'expression que l'on peut tirer de la seule attitude du corps, indépendamment de la physionomie de la face.

Je considère comme étant de la même destination, un bas-relief de Jean Goujon, que l'on voit dans l'église paroissiale de Gisors, département de l'Eure, district des Andelys. L'église est dédiée à St Gervais et St Protais. « On voit sous le vitrail de » cette chapelle un superbe bas-relief de Jean Gou- » jon, le premier sculpteur célèbre à qui la France » ait donné le jour. Ce bas-relief est sur une pierre » d'environ cinq pieds de long, sur près de deux » de large; elle est enclavée dans le mur et taillée » en évier; il présente un cadavre presque dé- » charné, et sur lequel toute l'anatomie extérieure » du corps humain est parfaitement rendue; la tête, » qui exprime la douleur, est d'une vérité frappante. » Ce bas-relief a été coloré, mais par un artiste » qui n'a pas gâté la sculpture, en sorte que cela » ajoute encore à l'illusion (1). » Au-dessus de ce bas-relief se trouve le distique suivant:

» sur lequel sont tracés ces mots qu'il lit avec émotion : « *ipse* » EPICURUS *obiit*. » Vie de POUSSIN, par LANDON, dans le 4e volume de l'œuvre de POUSSIN.

(1) V. Millin, Antiquités Nation., t. 4e, XLV, p. 10.

Quisquis ades tu morte cades, sta, respice, plora.
Sum quod eris modicum cineris; pro me, præcor, ora.

On n'a aucune raison de croire que le Sculpteur ait eu l'intention de conserver le souvenir du portrait. La moralité de cette effigie repoussante est assez vulgaire pour qu'elle ne soit que d'occasion. Je vois dans ce monument une représentation en relief pour conserver une anatomie artificielle à l'usage des artistes, lorsque les études anatomiques des Peintres et des Sculpteurs n'étaient pas encore communes. C'est une imitation du don d'HIPPOCRATE.

§ 5. *Examiner si les compositions pittoresques, appelées* Danses des Morts, *ne sont pas des leçons iconiques d'Anatomie.*

Je ne quitterai pas cette matière sans faire mention des *Danses des Morts*, sur lesquelles M. PEIGNOT a attiré l'attention des curieux. Nous voyons bien que ces compositions pittoresques avaient un objet moral; mais il n'est pas invraisemblable que la plupart de leurs auteurs aient profité de cette occasion pour étudier eux-mêmes et pour faire étudier aux autres toutes les parties du squelette. On a dit que les grandes compositions où l'on voit beaucoup de personnages sans draperies, comme la Chute des anges réprouvés, le Jugement dernier, les Géans foudroyés, étaient moins des représentations æsthétiques que des Écoles du Nu, où l'on enseigne l'Anthropométrie, les formes de la figure humaine et le raccourci. On peut en dire autant des *Danses des Morts*, pour ce qui regarde le squelette.

Ces dernières peintures n'ont pu instruire d'abord que les habitans du lieu et les voyageurs; mais peu de temps après la naissance de l'Art de la gravure, elles ont été propagées, soit collectivement dans des éditions faites dès l'an 1485 (1), soit partiellement dans des livres d'Église en 1490 (2).

On trouve un sujet du même genre, gravé dans le *Livre des Chroniques*, imprimé à Nuremberg, en 1493, avec des figures en bois (3). Au folio CCLXIIII se voit une planche qui a pour titre *Imago mortis*. Elle est annexée à un chapitre dont le titre est: *De morte et fine rerum*. J'ignore si ce dessin est original, ou s'il a été tiré des *Danses des Morts*, alors célèbres. Un mannequin (4) drapé joue de la

(1) Voy. M. PEIGNOT, Recherches sur les Danses des Morts, 1826, p. 93.

(2) *Ibid.*, p. 50.

(3) Le graveur est WOLGEMUTH, de Nuremberg, maître d'ALBERT DURER.

(4) L'invention des mannequins est attribuée à FRA BARTOLOMEO (LANZI). Il est possible que le mannequin de cette composition ait été fait d'après celui de ce célèbre Artiste. Lorsque le livre cité fut imprimé, FRA BARTOLOMEO devait avoir vingt-six ou vingt-sept ans, et il avait déjà une réputation étendue.

flûte douce. Deux squelettes et un écorché, du ventre duquel paraissent s'échapper des portions d'intestins, dansent au son de cette musique. Au-devant de la scène, un mort en partie pourri, ressuscite et se débarrasse de son suaire.

Ce double but moral et scientifique, me semble se trouver dans la *Statue de la Mort*, qui *décorait* autrefois le Cimetière des Innocens, que l'on a vue ensuite au *Musée des Monumens Français*, décrit par M. ALEXANDRE LENOIR (1), et que l'on croit être l'ouvrage de GENTIL, de Troyes.

§ 6. *Digression critique sur la manière dont les Dessinateurs Modernes copient les Squelettes des anciennes Danses des Morts.*

En considérant dans le livre de M. PEIGNOT, les Lithographies extraites de diverses gravures où sont

(1) L'objet moral de ces bizarres compositions me paraît être de rappeler que la Mort se moque des projets auxquels nous consacrons notre vie, et pour lesquels nous nous consumons, sans que nous puissions en recueillir les fruits. Je m'imagine que DESLANDES, quand il a fait son livre intitulé : *Réflexions sur les Grands Hommes qui sont morts en plaisantant*, a voulu faire voir que la Philosophie pouvait nous apprendre à n'être pas dupes de cette mystification de la Mort. La vignette qui sert de frontispice semble le dire. Pendant que les squelettes jouent entr'eux, il y a des hommes qui s'associent à leurs amusemens et qui dansent avec eux. C'est presque se moquer de la Mort.

représentées des *Danses des Morts*, je crus y voir une inexactitude que remarqueront peut-être ceux qui s'occupent de l'Histoire de l'Anatomie. Dans le *Triomphe de la Mort*, de HOLBEIN, gravé par CHRÉTIEN DE MECHEL, je vois que les squelettes sont *naturels*, c'est-à-dire, accompagnés de l'ensemble des parties qui constituent les appareils articulaires, de sorte qu'on ne voit pas distinctement la forme des têtes des os. Il n'est pas surprenant que cela soit ainsi, puisque dans le temps où HOLBEIN a fait ces dessins, le squelette se faisait comme au temps de GALIEN, c'est-à-dire, en desséchant le système entier, dont les parties adhéraient les unes aux autres par le moyen des ligamens. COLUMBUS, disciple de VÉSALE, n'avait vu que des squelettes de ce genre à Pavie; et soixante ans après, celui dont se servait FOLI, célèbre Professeur d'Anatomie de Venise, était encore un squelette naturel (1). Il est donc à croire que les dessins de squelettes que l'on voit dans les planches de VÉSALE et de ses contemporains, ont fait la synthèse des os pièce par pièce; ou qu'après en avoir esquissé l'ensemble suivant le squelette naturel, le dessinateur a terminé chaque articulation d'après les pièces séparées.

Ce n'est que vers le milieu du dix-septième siècle qu'on s'avisa de construire des squelettes artificiels. SIMON PAULI, collègue et rival de BARTHOLIN (en

(1) LYSERI, *Culter anatom. Lib. V. Præloquium.*

Anatomie), porta à un haut degré l'art de préparer, de conserver les os et de monter les squelettes : c'est, je pense, un de ses élèves, MICHEL LYSER, qui a décoré cet art d'un nom spécial, la *Scélétopoïèse.*

Je reste donc bien persuadé que MECHEL a fidèlement copié les dessins de HOLBEIN. Or, je suis porté à croire que les squelettes des lithographies, qui sont plus conformes à l'usage présent, et qui montrent la séparation de tous les os, et omettent les parties ligamenteuses qui devaient les cacher, sont inexacts, et que le dessinateur, à force de vouloir perfectionner la copie de la gravure, est tombé dans un anachronisme anatomique.

Ce que je viens de dire me suggère une conjecture. En parcourant la description iconographique du dôme d'Orvietto, qui a été dédiée à PIE VI en 1791, je m'arrêtai quelques instans sur la gravure de la résurrection des Morts, de LUCA SIGNORELLI. L'original est du 15.e siècle, et l'on sait que MICHEL-ANGE était plein d'estime pour cet ouvrage. Dans cette gravure, je trouve des portions de squelette et des squelettes entiers, qui sont tout-à-fait dépouillés de ligamens, des squelettes *modernes* groupés, tels par exemple que l'on en voit dans le premier tableau des planches anatomiques du docteur Bernardin GENGA, Anatomiste royal de l'Académie française de peinture à Rome (1). Je

(1) Ces Planches avaient été revues par LANCISI. 1691.

suis extrêmement porté à croire que LUCA avait fait ses squelettes à la manière des Anciens, et que le costume moderne de cette partie de la gravure est une licence du dessinateur.

Ce qui me le confirme, c'est que dans le *Jugement dernier*, de MICHEL-ANGE, gravé par Th. PIROLI, les squelettes me paraissent tous à l'antique. J'en vois un où l'auteur semble avoir voulu exprimer l'articulation scapulo-humérale; mais il y a dans cette partie tant d'incorrection et d'erreurs, qu'on est réduit à penser que le peintre n'avait jamais vu de squelette artificiel.

Je viens d'examiner la gravure des *Danses Macabres*, mises comme ornement dans les marges d'un livre d'église de l'année 1504. Ces sujets sont aux pages qui contiennent l'office des Morts. Le squelette, loin d'être un systême régulier d'os, dépourvus de moyens d'assemblage, n'est pas même un *squelette* tel que nous l'entendons; mais bien un *squelette*, comme on l'appelait dans la langue originale, *sceleton*, c'est-à-dire un cadavre desséché. Les os représentés ne sont point nus; ils sont couverts de peau, et dans les lieux où sont les gras des muscles, on voit un léger renflement.

Au reste, j'ignore quelle est la date de l'admission du squelette artificiel dans les tableaux, tel que je le trouve dans l'Ostéologie, de GAMELIN. C'est un sujet de recherches historiques. Un squelette naturel peut avoir une sorte de vraisemblance poétique, puisqu'un Médecin a osé soutenir que la force qui opère les mouvemens de l'homme résidait dans le périoste (1). Mais un squelette artificiel, dont les parties n'ont pas de continuité, et qui cependant agit, marche, fait de la musique, est une conception trop extravagante. Dans la collection de la Faculté, on voit des dessins de prétendus squelettes faits de la main du célèbre LE BRUN; mais ces squelettes sont antiques, semblables à celui d'Hippocrate, ou plutôt ce sont des écorchés émaciés. Ils agissent comme pour exécuter les paroles de la Prose des Morts : *Tuba mirum; Mors stupebit; quidquid latet apparebit; liber scriptus proferetur*, etc. Comme l'œil voit dans ces êtres fantastiques un systême avec continuité, leurs actions ne révoltent pas le sens commun (2).

(1) LIBERTUS, *de Mechanismi in corpore humano absentiâ*. Erf., 1738.

(2) Il ne faut pas oublier cependant que la Physiologie Générale nous apprend qu'il est quelques cas où deux animaux distincts et séparés peuvent se coordonner à une loi supérieure, et exécuter des actes organiques, comme s'ils obéissaient à une force individuelle commune. Ainsi, l'idée de la coordination de plusieurs os distincts, séparés, à une puissance qui les dirige, n'est pas une absurdité en général. Mais une proposition pareille est trop éloignée des connaissances vulgaires, pour qu'il soit permis de la supposer dans une composition pittoresque.

§ 7. *Anciens Dessins anatomiques des Chinois et des Arabes.*

Dans l'histoire de l'Iconologie Anatomique, je désirerais qu'on nous fît connaître ce qu'ont fait autrefois les Arabes et les Chinois pour conserver les connaissances qu'ils avaient sur l'Anatomie Humaine. Je ne pense pas que ces recherches pussent augmenter le nombre des faits ; je ne prétends en tirer d'autre vérité que celle qui est l'objet de cet écrit, savoir, que dans tous les temps on a senti que pour l'Anatomie, la traditive la plus claire et la plus durable était l'Iconopée.

Haller n'a pas omis ce point d'histoire (1). Quoique ce qu'il nous dit à cet égard soit extrêmement succinct, il nous rend le service de nous indiquer des sources, qui sont ou dans des livres rares, ou dans des manuscrits.

§ 8. *Autres efforts qu'on a faits dans les* 14.e *et* 15.e *siècles, pour propager les connaissances anatomiques par le moyen des Arts du Dessin.*

Dans le quatorzième siècle, la traditive anatomique était vague, incapable de donner une idée des formes. Elle consistait presque dans la distinction des parties, dans leur nomenclature et dans la

(1) *Bibliotheca anatom.*, lib. 11, particulièrement dans les §§ CVI, CVII, CX.

désignation approximative du lieu. Si des connaissances superficielles suffisaient pour la pratique médicale, dans un assez grand nombre de maladies dites internes, ou affectives, on devait sentir fréquemment combien elles étaient incomplètes, quand il s'agissait de traiter les maladies dites chirurgicales, et en général, toutes celles qui consistent en des réactions immédiates.

Aussi, bien des médecins furent persuadés que l'Art, malgré l'état déplorable où il se trouvait, pourrait leur être fort utile pour l'enseignement de l'Anatomie. Ainsi Pierre d'Apono, qui florissait en 1300, mit dans son fameux ouvrage, intitulé : *Conciliator controversiarum*, des figures pour représenter les sutures du crâne et les muscles du basventre. On parle aussi d'un Henri de Hermondaville qui, pour enseigner l'Anatomie, se servait de treize dessins.

Dans la première moitié du quinzième siècle, on vit plusieurs artistes illustres, qui préludèrent à la renaissance des Arts et des Sciences. Je citerai le sculpteur Ghiberti, et les peintres Masaccio, La Francesca, Signorelli. Ces hommes se sont montrés anatomistes : leurs ouvrages prouvent qu'ils s'étaient livrés à l'étude des parties internes ; il serait extrêmement curieux de savoir comment ils ont pu transmettre ces connaissances à leurs élèves. En supposant qu'ils aient disséqué, il est certain qu'ils n'ont pas pu employer le même moyen envers leurs nombreux apprentis; comment transmettaient-ils leurs idées?

Léonard de VINCI paraît avoir beaucoup étudié l'Anatomie, sous la direction d'Ant. TURRIANUS, professeur de Padoue; mais il n'a pas cherché à se rendre compte de ses connaissances par le moyen du dessin. Son *Traité de la Peinture* avait besoin d'éclaircissemens de ce genre; mais comme ses pensées étaient pour lui-même et non pour le public, il lui suffisait d'écrire quelques mots, persuadé que ces signes mnémoniques rappelleraient dans son imagination tout ce qui était nécessaire pour compléter les idées. Aussi, quand on a voulu publier cet ouvrage, il a fallu que l'éditeur pût rendre sensible, par des figures, les préceptes trop abstraits; et POUSSIN, interprète bien digne de ce grand homme, nous a rendu cet important service.

Tout le monde sait que MICHEL-ANGE s'est livré à l'étude de l'Anatomie avec un zèle peu commun. Il ne s'est pas contenté de réfléchir, et d'appliquer ses connaissances anatomiques à ses ouvrages, mais il a voulu consigner ses idées sur le papier, au moyen de l'idiôme qui lui était le plus familier, c'est-à-dire au moyen du Dessin. CONDIVI compte vingt-deux dessins consacrés à l'Anatomie. Ce grand artiste a dû sentir que pour conserver de semblables images dans sa mémoire, pour les communiquer à autrui, et pour gouverner son imagination créatrice, qui, sans la représentation de la nature, aurait été sujette à des écarts fréquens, il fallait avoir souvent sous les yeux l'effigie des formes qu'il avait déjà observées, mais qu'il ne pouvait pas contempler toutes les fois qu'il en aurait besoin.

La célébrité du personnage a inspiré aux Anatomistes le désir de voir ces dessins. Mais MOEHSEN assure que, contre son attente, les squelettes qui entrent dans cette collection sont très-incorrects (1). Pour n'avoir plus de doute sur cette assertion, j'ai examiné, dans l'ouvrage cité, de M. d'AGINCOURT (2), les dessins de ces études anatomiques qu'il a gravées, et j'ai vu que ces ébauches informes n'étaient pas dignes du nom de leur auteur.

Les défauts de ces esquisses peuvent s'expliquer. L'abbé HAUCHECORNE (3) dit que MICHEL-ANGE commença à s'appliquer à l'Anatomie, immédiatement après la mort de Laurent de MÉDICIS, et que cette étude fut interrompue seulement par les troubles de Florence, qui chassèrent les MÉDICIS. C'est donc depuis l'âge de dix-huit ans jusqu'à vingt, entre 1492 et 1494, qu'il put se livrer à ces exercices. Il est vraisemblable que les dessins furent faits à cette époque, lorsqu'il n'avait pas assez de considération pour obtenir tous les cadavres dont il avait besoin.

(1) V. Catalogue d'une collection de portraits, la plupart de Médecins célèbres (en allemand), par J. C. W. MOEHSEN, Berlin, 1770.

(2) T. VI, pl. CLXXVII et CLXXVIII.

(3) Vie de MICHEL-ANGE, p. 50.

Le religieux supérieur d'un couvent, qui aimait le jeune artiste, et qui lui avait commandé un crucifix en bois presque de grandeur naturelle, a pu lui procurer quelques sujets ; mais on pense combien cette étude furtive a dû être incomplète et défectueuse, dans un temps où les descriptions anatomiques littérales étaient équivoques, sans précision et sans méthode.

En m'arrêtant à un de ces dessins, je m'imagine un homme qui examine un cadavre à demi-décomposé, qui l'écorche d'une main timide, qui cherche à se faire une image des muscles qu'il observe ; et qui, rentrant dans son cabinet, et prenant le crayon, peut bien tracer quelques lignes assez fermes pour le contour général, mais incertaines, sans fixation des limites et sans correction des formes des organes contenus dans la figure des détails. On conçoit que dans la représentation des objets de la nature, toute l'habileté possible ne peut pas suppléer à l'observation.

La planche CLXXVII, déjà citée, nous fait voir un cadavre sur une table soutenue par deux tréteaux. Le sujet paraît être écorché ; je crois reconnaître une lanterne plantée dans la poitrine. Deux individus observent le cadavre avec autant de dégoût que de crainte. Tous les traits sont confus, indécis. Il semble que l'artiste, en voulant retracer ce qu'il a vu, a été plus occupé de la scène que de l'objet qu'il était venu étudier.

Si ces dessins ne peuvent pas aujourd'hui nous instruire, ils nous prouvent au moins quelle était l'opinion que l'on avait de leur utilité pour la Didactique anatomique.

§ 9. *De l'Iconologie Anatomique après l'invention de la gravure, jusqu'en 1499.*

Lorsque MICHEL-ANGE travaillait à fixer par des dessins le sort de l'Anatomie pittoresque, des médecins voyant les services que rendait la gravure, voulurent l'utiliser pour propager les connaissances anatomiques. L'enseignement de l'Anatomie Humaine consistait à lire et à commenter les livres de GALIEN ou celui de MUNDINUS (1). La démonstration des cadavres était extrêmement rare; l'Autorité n'accordait que les corps des suppliciés, et encore avec la plus grande répugnance.

Un squelette naturel et quelques dissections d'animaux étaient habituellement les seuls secours que l'on pût présenter aux sens: il fallait que l'intelligence fît le reste. Quand il s'agit de concevoir

(1) Voyez dans l'ouvrage de KETAM, ayant pour titre : *Fasciculus medicie (sic) praxis tam Chirurgis quam Physicis maximè necessaria, etc.* Venetiis, 1522, in-fol., le traité de MUNDINI, intitulé : *Usualis Anathome*, avec un frontispice gravé en bois, représentant l'ouverture d'un cadavre, faite, par un Anatomiste, en présence de plusieurs personnes, et sous la direction d'un Professeur assis dans une chaire.

un solide dont les formes sont soumises à des lois fixes et invariables, on peut parvenir à se faire une idée exacte des figures de ce solide, et plusieurs personnes qui s'en occupent ont dans leur esprit une même image; tous ont en eux une stéréométrie intellectuelle qu'ils décrivent identiquement sur le papier, au moyen des procédés de la perspective. Mais quand il s'agit des formes des parties du corps animal, il est moralement impossible de décrire par le langage leur forme exacte : quel que soit le talent de l'historien, il n'arrivera jamais que deux lecteurs conçoivent rigoureusement de la même manière la forme d'un organe qu'il a décrit. Il devait donc arriver souvent, à la suite d'une leçon d'Anatomie, que le Professeur voyait avec chagrin les auditeurs concevoir les organes autrement que lui, et eux-mêmes ne s'accorder pas entr'eux.

Dans les premiers essais de la gravure en métal, que l'on nomme *Nielles* (1), les Artistes s'empressèrent de propager les connaissances anatomiques qui les intéressaient le plus, c'est-à-dire, l'Anthropométrie, la *Gymnographie* ou la connaissance du nu, la *Musculature*, comme l'on parle dans les ateliers. Je remarque, en effet, que parmi les premières estampes, que les connaisseurs assurent être des nielles, il y en a beaucoup où l'on voit la figure humaine nue. On est disposé à croire

(1) Il faut lire *l'Essai sur les Nielles*, de M. Duchesne aîné. Paris, 1826.

que les sujets qui exigent le *Nu*, tels que ADAM et EVE, la Résurrection, le Martyre de St-LAURENT, celui de St-SÉBASTIEN, ont été préférés, d'après cette intention. Bien plus, dans les sujets profanes, on trouve assez souvent des figures nues, non-seulement sans nécessité, mais encore contre les convenances. Je cite pour exemple une de ces productions sans nom d'auteur, qui représente le jugement de PÂRIS, où tout le monde est nu, messager, concurrentes et juge.

A l'imitation des Artistes, des Médecins qui se livraient à l'enseignement, privés des ressources des dissections, pensèrent qu'au moins ils pourraient arrêter provisoirement par le dessin, les formes anatomiques qu'ils avaient conçues avec beaucoup de lectures, aidées de l'imagination. Ils ne pouvaient pas se dissimuler qu'ils restaient bien au-dessous de la nature; mais ils croyaient pouvoir épargner aux élèves, une partie des tentatives extravagantes que l'on fait dans la recherche des formes, quand on n'a pas encore fixé dans l'esprit tous les élémens qui doivent les constituer, et qui sont noyés dans beaucoup de paroles et dans des descriptions différentes. Ainsi, lorsque la gravure en cuivre fut devenue usuelle et que la gravure en bois eût été associée à l'imprimerie, il commença à paraître quelques planches d'Anatomie médicale.

C'est aux historiens de l'Iconologie anatomique

de fixer les premières publications de ce genre. Quelques savans ont pensé que les premières planches anatomiques furent celles de Jean de KETAM, médecin allemand, dont l'ouvrage, intitulé *Fasciculus medicinæ* (1), fut imprimé à Venise en 1491. Ces planches en bois sont au nombre de deux; l'une a pour objet la représentation de toutes les veines cutanées qu'on avait coutume d'ouvrir pour la Phlébotomie; l'autre montre la figure de la femme, dont le ventre est ouvert, afin d'en étudier la matrice.

L'époque à laquelle on rapporte le plus communément les planches anatomiques, c'est 1499, où parut l'Anatomie de Jacques PEILIGK, à Leipsick. Un éditeur de MUNDINUS, qui a accompagné de mauvaises planches ce livre, publié à Venise en 1498, semble pourtant mériter les honneurs de l'antériorité; mais ces sortes de contestations sont du ressort de la Bibliographie.

§ 10. *Appréciation des planches anatomiques jusqu'à celles de* VÉSALE.

C'est beaucoup que d'avoir inspiré au public médical le goût de la langue pittoresque, afin qu'il

(1) L'édition de cet ouvrage qui est dans la Bibliothèque de la Faculté, a été imprimée à Venise, en 1522, in-fol.; mais HALLER cite la première, qui est de 1491, sans l'avoir vue. Il ajoute : *Si hæ figuræ in primâ editione reperiantur, fuerint utique inter sculptas anatomicas icones antiquissimæ.* (Bibl. Anat., t. I, p. 152.)

pût se familiariser aux notions anatomiques les plus nécessaires. Malheureusement ses représentations n'avaient pas été faites d'après nature, mais seulement d'après des descriptions équivoques aidées de l'imagination. On dit que KETAM avait préparé de *beaux* dessins du corps humain, chez un certain Pascal GALL, qui vraisemblablement était un artiste; mais nous pouvons penser que cette *beauté* était relative, et que ces images n'étaient pas plus fidèles que celles qui avaient cours à cette époque.

Dès que les dissections furent permises, les Professeurs d'Anatomie s'empressèrent de perfectionner leur enseignement au moyen de dessins plus exacts. Parmi ceux qui ont le plus contribué à ce perfectionnement, il faut distinguer BERENGER de Carpi, celui-là même qui trouva le spécifique le plus efficace contre la syphilis, c'est-à-dire, le mercure. On l'a qualifié de grand praticien; j'ignore quels sont les autres droits qu'il peut avoir à ce titre; car son invention du remède anti-vénérien étant le résultat d'un hasard et non d'un effort de l'intelligence, elle ne présuppose point les qualités qui constituent un grand médecin. Son mérite comme anatomiste est à l'abri de toute contestation. Pour ne pas sortir de mon sujet, je dirai que BERENGER, dans ses *Commentaires sur l'Anatomie de* MUNDINUS, inséra un grand nombre de figures tout-à-fait originales et d'après nature. Ces figures décèlent en lui le désir le plus ardent de propager la

Science. Quoiqu'il eût du goût et des connaissances pratiques dans l'art du Dessin (1), il eut le courage de publier des images qui sont fidèles, mais grossières; n'osant pas se fier à des artistes peut-être plus habiles, mais moins dociles, il préféra la naïveté à l'élégance.

L'Art du dessin marchait à grands pas, mais la science anatomique, qui ne s'endormait point, ne pouvait pas aller du même pied. Quand l'Artiste a eu besoin de quelques études anatomiques qui sont la base de la représentation de l'homme, il s'est associé au Médecin; mais dès qu'il a possédé ces connaissances, il a poursuivi sa carrière pittoresque, et il aurait craint de perdre son temps s'il s'était appliqué à exprimer des détails qui ne lui étaient d'aucune utilité. Ainsi, tandis que l'Artiste s'élevait dans les hautes régions de la poésie, l'Anatomiste demeurait attaché à des faits physiques, dont l'image n'est attrayante que pour les savans, et destitué du secours de son compagnon, il ne pouvait pas répandre les connaissances qui n'intéressent que la Médecine.

Il était temps de montrer tout ce que pouvait faire, en faveur de cette science et de son enseignement, l'association constante de l'Anatomie et de l'Art. C'est ce que fit voir Vésale, non-seulement

(1) C'est ce qu'assure le célèbre Cellini, dans son Traité sur la Sculpture et la manière de travailler l'or, *in*-4.° Florence, 1568.

aux savans, mais encore au public, par son livre *de humani coporis Fabricâ*, accompagné de planches anatomiques en bois, que nous estimons encore, et qui, quand elles parurent furent admirées comme un prodige.

§ 11. Vésale.

La publication des planches anatomiques de Vésale est un des événemens les plus remarquables dans l'histoire de l'enseignement de l'Anatomie. C'est à dater de ces figures que l'Anatomie devint générale et presque populaire; médecins, chirurgiens, peintres, amateurs de la bibliographie, gens du monde, tous voulurent contempler ces planches, et en étudier les explications.

Une circonstance qui suffit pour connaître l'influence de ce mode de traditive de l'Anatomie, c'est que dans le reste de ce siècle (1), et dans les trois quarts du suivant, il ne s'est pas fait un traité complet d'Anatomie, qui n'ait été accompagné de planches, et dans lequel les figures n'aient été empruntées, ou en totalité, ou pour la plus grande partie, à celles de Vésale.

Pour apprécier le mérite de l'auteur, il ne faut pas se contenter de parler de ses nombreuses découvertes, des erreurs qu'il a réfutées, de la précision qu'il a mise dans la description des choses

(1) Depuis 1542.

déjà connues, il faut encore le louer d'avoir choisi les artistes qui étaient capables de le seconder; car pendant le temps qu'il exécutait son entreprise, d'autres que lui avaient la même idée, et se sentaient le même courage; mais ils manquèrent ou du tact qui était nécessaire pour connaître la capacité des associés, ou du talent qui était indispensable pour les diriger dans tous les détails (1). C'est ce que l'on peut déduire du défaut de succès de l'*Anatomie* de notre Charles Étienne, et de la retraite de l'ouvrage de Cannanus, médecin du pape Jules III.

Le livre de Cannanus ne contient qu'une partie de l'Anatomie, comme son titre l'indique : *Musculorum humani corporis picturata dissectio.* Il est si rare, qu'on n'en connaît que deux ou trois exemplaires en Europe (2). On ne sait pas bien la cause de cette rareté; mais on soupçonne que l'Auteur qui faisait ces planches dans le temps que Vésale faisait les siennes, les a supprimées quand il a vu la brillante réussite du livre *De humani corporis fabricâ.* Haller dit pourtant que les figures de Cannanus, dessinées par Jérôme de Carpi,

(1) A ces qualités dont Vésale fut doué, il faut joindre une patience rare. Il dit lui-même qu'il eut tant à souffrir de la mauvaise humeur des artistes, qu'il enviait le sort des sujets qui étaient les modèles des représentations. Voir Thomas Lauth, Élémens de Myologie et de Syndesmologie : Introduction, § 35.

(2) Haller, Bibl. anat., Tom. 1, pag. 192.

peintre distingué de Ferrare (1), et gravées en cuivre, *n'étaient point mauvaises.*

§ 12. *Dans l'appréciation des planches anatomiques de* VÉSALE, *il conviendrait de faire la part de l'Anatomiste et celle du Dessinateur.*

Quand un opéra réussit, le Poète et le Musicien se disputent assez souvent l'honneur du succès. Il ne serait pas surprenant qu'une pareille jalousie naquît entre l'Anatomiste et le Dessinateur. Quand ils sont trop grands pour descendre à ces misères, les rivalités surviennent entre leurs confrères respectifs qui, pour l'honneur du corps, se croient en devoir de se quereller. Quand les planches de VÉSALE eurent obtenu des éloges éclatans, des peintres voulurent les faire tourner au profit de l'école du TITIEN, et principalement du chef. Ainsi on publia un recueil de planches de VÉSALE, qui représente les squelettes et les systêmes musculaires, ayant pour titre : *Notomia di* TITIANO *dedicata all'ill. sign. Franc.* GHISILIERI, *senatore di Bologna.* L'éditeur est Domenico BONAVERI (2).

(1) Sur le mérite de ce peintre, on peut lire VASARI, *Delle Vite de più eccell. Pittori*, Bologna, 1647, Tom. sec., pag. 6 ; ou ORLANDI, *Abcedario pittorico*, *in* Bologna, 1719, Art. *Girolamo dei* CARPI.

(2) Il doit y en avoir une autre édition ; car je pense que c'est ce même livre que HALLER désigne ainsi : *Liber anatomicus.* TITIANUS *invenit et delineavit. Dom. de* BONAVERA *sculpsit.*

Tout le monde sait aujourd'hui que les dessins sont de Jean de CALKAERT, jeune peintre d'un grand mérite, disciple de TITIEN, qui est mort prématurément à Naples. Mais pense-t-on que cet artiste eût été capable de faire les figures aussi significatives, aussi instructives, si sa main n'avait été continuellement dirigée par l'Anatomiste ? En général, les figures anatomiques des peintres de profession laissent trop à désirer quand le Médecin veut les étudier. Le Dessinateur et le Médecin ne cherchent pas la même chose dans un cadavre ; il y a sans doute des circonstances qui sont communes dans leur inspection, mais dans les petits détails, ils ont des vues différentes ; aussi est-il possible qu'un Peintre et un Médecin qualifient bien différemment un même dessin anatomique ; l'un pourrait y trouver beaucoup d'esprit, l'autre beaucoup d'insipidité. Ainsi j'ai parcouru dans la bibliothèque du Musée-Fabre, les dessins anatomiques originaux du célèbre CIGOLI ; j'ose avancer qu'ils ne peuvent point servir à l'enseignement de l'Anatomie Médicale. D'ailleurs, quand il s'agit même des muscles, les peintres se dispensent d'entrer dans des détails dont nous ne pouvons pas nous passer, et ils tombent dans des inexactitudes ou des erreurs qui seraient impardonnables à un élève en médecine. Je citerai à ce sujet, quelques planches de l'*Art du dessin*, de PIROLI, qui a été publié pourtant en 1801 (1).

(1) Voyez particulièrement les planches 32 et 34, au sujet du biceps et du coraco-brachial.

Dans un traité sur l'art de faire le portrait, par G. BATT. DE RUBEIS, imprimé en 1809, on voit quelques figures anatomiques relatives aux muscles de la face, qui sont d'une incorrection inexcusable (1).

Quand il s'agit donc d'enseigner l'Anatomie Médicale, il serait dangereux de se fier aux peintres seuls. Lorsqu'ils en connaissent assez pour leur usage, il est à craindre que la transmission de leurs connaissances ne soit ou incertaine ou erronée. Une chose bien remarquable, c'est que les CARRACHE, qui possédaient l'Anatomie Pittoresque, et qui s'entendaient dans l'art d'enseigner, faisaient faire les démonstrations par un Anatomiste de Bologne, appelé FANTONI (qu'il ne faut pas confondre avec le savant FANTONI, de Ferrare) : c'était lui qui leur procurait secrètement les cadavres pour les besoins de l'Académie.

La conclusion de ce qui précède me paraît être qu'un dessin anatomique, tel que l'enseignement médical peut le désirer, exige le concert d'une tête anatomiste et d'une main artiste, et que pour cet ouvrage l'une a également eu besoin de l'autre.

§ 13. *Avantages et inconvéniens qui ont résulté des planches anatomiques de* VÉSALE.

La supériorité du travail de VÉSALE sur les figures faites avant que leurs auteurs l'eussent connu, ne se rapporte pas seulement à l'élégance, au goût

(1) *De' ritratti, ossia trattato per coglier le fisionomie.* Parigi, 1809, *in*-4.°

du dessin ; il faut la reconnaître sous le rapport de la vérité. Les figures antérieures sont remplies de vraies fautes ; les formes sont estropiées, les proportions erronées, les parties imaginaires ; elles ont été faites de pratique et nullement d'après nature.

Je ne citerai pas celles dont les auteurs sont oubliés ; mais je puis nommer TAGAULT, l'un des Institutistes les plus distingués, et dont la célébrité n'est pas encore éteinte. En jetant un coup-d'œil sur ses institutions de Chirurgie (1), on verra qu'au cinquième livre, où il parle des luxations, il a trouvé à propos d'insérer trois gravures en bois, représentant un squelette vu par devant, par derrière et par côté. Ces figures peuvent nous donner un exemple suffisant de ce que je viens de dire. Quelque novice que fût l'Artiste par rapport aux proportions, il n'aurait pas accumulé, en présence de la Nature, autant d'erreurs grossières de forme, de nombre, de distinction des parties.

Ainsi, la reconnaissance que l'on a sentie pour VÉSALE a été juste, et l'on n'est pas surpris que les témoignages en soient allés jusqu'à l'enthousiasme. Mais cet enthousiasme n'a pas été sans inconvénient pour la science et pour la Didactique. Le public s'est accoutumé à préférer le beau au bon, et les auteurs qui se sentaient capables de leur porter un tribut d'utilité, s'en sont abstenus, en

(1) *Joannis* TAGAULTII, *ambiani vimaci, de chirurgicâ institutione libri quinque. Parisiis*, 1543, *in-fol.*

voyant qu'il ne compte l'utilité pour rien si elle n'est accompagnée d'agrément. Ce qui arriva à un des savans les plus distingués de cette époque, dut servir de leçon aux contemporains : *L'Anatomie* de CHARLES ÉTIENNE (1) qui avait été imprimée en même temps que celle de VÉSALE, fut publiée trois ans après cette dernière. Cet ouvrage estimable n'eut aucun succès, parce que les planches étaient trop inférieures à celles de l'Anatomiste Belge. Le public ne put plus souffrir des figures dont le dessin, semblable à celui du milieu du quinzième siècle, était incorrect, sec, ignoble, sans relief, dépourvu de l'intelligence de l'anthropométrie, quoiqu'il y eût d'ailleurs quelques qualités louables, et que le livre présentât encore un grand nombre d'objets instructifs pour ceux qui avaient lu l'ouvrage de VÉSALE.

Il semble que VALVERDE faisait des réflexions pareilles quand il écrivait dans la préface de son Anatomie, ces mots : « Je n'ai pas voulu publier » mes figures, parce que celles de VÉSALE sont si » belles, que la comparaison qu'on en aurait faite » serait devenue l'occasion de m'accuser d'envie » ou de méchanceté (2). »

(1) *De Dissectione partium corporis humani. Paris.* 1545. Il faut savoir que les planches étaient faites en 1539, et que leur publication avait été retardée à cause de quelque dispute domestique. V. la préface.

(2) *Historia de la composicion del cuerpo humano, Roma.* 1560. *in-fol.* (*Al Letor.*)

Dans les productions des Arts du Dessin, il y a une partie technique, qui n'est que l'expression de la vérité de la nature; et une partie *hédonique* (1), qui se compose d'idées accessoires purement agréables, destinées à servir d'assaisonnement. La Didactique la plus austère peut permettre cet innocent stratagème, mais à condition qu'il n'altèrera, ni ne dissimulera la vérité. Or, Vésale, soit par son goût, soit par le penchant habituel des artistes auxquels il s'était associé, oublia souvent cette condition; aussi pendant que les amateurs rafollaient de ses planches, quelques connaisseurs compétens murmuraient contre ces préventions nuisibles à la science. Sylvius, Puteus, Vassæus écrivirent contre Vésale en style pareil à celui que Vésale avait employé contre Galien; et Fallope, le plus doux et le plus sincère des anatomistes, dirigea contre lui, dans ses *Observations anatomiques*, cent fois plus de faits exacts et de raison, que tous ensemble n'avaient répandu de bile. Ainsi les hommes les plus éclairés protestèrent contre la préférence du *beau* donnée au détriment du *bon*.

§ 14. *Les assertions iconiques ne peuvent être réfutées que par des raisons exprimées dans la même langue.*

Les Aristarques les plus redoutables effleurèrent à peine leur *protagoniste*. Le public, fidèle à son

(1) Ou *voluptueuse*.

jugement, dédaigna les réclamations. Que peuvent faire des raisons écrites, contre des assertions bien dessinées? Les unes semblent n'être que des sons, tandis que les autres semblent constituer un corps.

Parmi les adversaires, il se trouva un homme qui pouvait se battre avec Vésale à armes égales : ce fut Barthelemi Eustachi, anatomiste de génie, contemporain de son rival, mais d'un caractère fort différent. Après avoir long-temps médité le grand ouvrage de Vésale, Eustache sentit bien qu'il pouvait reculer les bornes de la science en publiant ses propres découvertes, en infirmant quelques-unes de celles dont Vésale se vantait, et en corrigeant les fautes nombreuses disséminées dans ce livre; mais comme l'expérience l'avait convaincu de la supériorité de l'enseignement iconologique de l'Anatomie sur les autres modes de Traditive, il résolut d'attaquer son compétiteur avec des argumens de la même espèce, et de démontrer ses propositions avec des dessins d'après nature.

§ 15. Eustache.

Eustache concentré, solitaire, réfléchi, s'occupa plusieurs années de la confection de ses planches en cuivre. Il voulait sans doute manifester des vérités ignorées; mais il voulait aussi mettre son travail en contraste avec les erreurs, les négligences, les défauts de celui de son émule. Aussi l'ensemble de ces dessins peut être considéré comme un plaidoyer muet, où l'on voit aisément les faits, la discussion, la conformation et la réfutation. Ajoutons-y une censure sévère de la coquetterie avec laquelle Vésale avait cherché à plaire.

Pour faire cette opposition, il ne voulut joindre à ses dessins aucun ornement. Il n'y mit pas même son portrait (1). Il affecta partout une vérité nue et austère. Les sujets sont adultes, mais jeunes; les formes extérieures en sont régulières, bien choisies (2), mais le dessin en est un peu sec. Dans les parties intérieures, l'auteur est uniquement occupé de montrer dans chaque organe la démarcation qui le sépare d'avec ses voisins, d'en arrêter les contours avec exactitude, au risque de les rendre durs. Il sacrifie le relief et le clair-obscur à la clarté, et la

(1) Dans le livre de Vésale on trouve la figure de l'auteur deux fois : d'abord, dans le frontispice, en petit, ensuite, après la dédicace, en grand, dans un portrait historié. Il est vraisemblable que Ch. Étienne a laissé mettre le sien dans son Traité d'Anatomie, à la planche de la page 242 ; ou à celle de la page 275, où l'on voit des curieux qui contemplent. Dans la première, le personnage qui porte une grande barbe, et qui est coiffé d'une clémentine, me semble être un portrait. J'en dis autant d'une figure de la planche 275 ; les lunettes, la petite barbe, l'hermine, les manches ornées paraissent former un caractère.

(2) Martine dit que ce sont les proportions du fils aîné de Laocoon et de l'Antinoüs. *In Barthol.* Eustachi *tabul. anatomicas commentaria. Prolegom.*, *cap. III*, 19.

certitude à l'élégance (1). Tout ce qu'il a décrit, il l'a vu ; il n'imagine rien ni par vraisemblance, ni par analogie. Ce Vésale qui a si souvent et si aigrement reproché à Galien d'avoir confondu les organes des singes avec ceux de l'homme, Eustache le surprend en faute, et semble l'immoler impitoyablement toutes les fois que l'occasion le permet. Au lieu de représenter les parties sous une seule forme, il montre plusieurs exemples des variations que la Nature aime à répandre dans la formation de l'homme, et si les Modernes ont multiplié les cas, ils ont dû reconnaître qu'il n'ignorait ni le fait général, ni son utilité.

Pour que les figures ne fussent pas embarrassées par des lettres indicatives, il imagina d'assigner la situation de chaque point, au moyen de deux règles graduées, qui concourent perpendiculairement, et dont l'une borne la planche supérieurement, et l'autre latéralement. Ces deux lignes ont le même objet que celles dont se servent les Géographes pour rapporter chaque lieu déterminé aux degrés de latitude et de longitude, ou que les deux coordonnées dont Descartes s'est servi pour assigner algébriquement chaque point d'une courbe à simple courbure. Cela rappelle ou la table de Pythagore, ou le châssis craticulé des peintres.

(1) Il faut avouer qu'à cause des petites dimensions des figures, l'auteur a été forcé d'augmenter un peu le diamètre des vaisseaux et des nerfs.

Si les planches d'EUSTACHE avaient été publiées de son vivant, et accompagnées d'une explication suffisante, il n'est pas douteux que VÉSALE n'en eût reçu un terrible échec. Heureusement pour la gloire de celui-ci, son rival mourut avant d'avoir pu exécuter son projet, et ces planches sont restées ensevelies près d'un siècle et demi. La révolution qu'elles ont produite dans l'enseignement de l'Anatomie, lorsqu'elles ont été mises au jour, fait voir quel danger la réputation de VÉSALE a couru.

§ 16. *Succès des planches anatomiques de* VÉSALE, *jusqu'à la fin du* 17.e *siècle.*

Quels que soient les accroissemens que VÉSALE ait pu apporter au corps de la Science, il a été encore plus utile sous le rapport de son enseignement, puisque les moyens iconiques auxquels il s'est appliqué, ont popularisé les notions anatomiques les plus indispensables. Il est vrai que ce service tourne définitivement au profit de l'Anatomie; car la propager, c'est augmenter le nombre de ceux qui la cultivent.

A dater de VÉSALE, la plupart des Anatomistes accompagnèrent leurs découvertes particulières de dessins qui intéressaient tous les lecteurs, et qui fixaient les formes dans la mémoire. Malheureusement jusque vers la fin du 17.e siècle, peu de ces images furent à l'abri de tout reproche, soit que l'on trouvât difficilement de bons dessinateurs qui voulussent se livrer à ce genre de représentation, soit que les auteurs manquassent ou des connaissances iconologiques, ou de la patience, qui sont nécessaires pour diriger ces Artistes.

§ 17. *L'Historien de l'Iconologie Anatomique devra chercher à apprécier les planches qui ont paru pendant cette durée.*

Il paraît que WINSLOW avait étudié toutes les planches anatomiques qui avaient été publiées jusqu'à lui ; le jugement qu'il en porte leur est peu favorable. « A l'égard des figures, dit-il, comme je » n'en ai voulu que d'originales, tirées d'après » nature sous mes yeux, et que l'empressement de » plusieurs personnes respectables ne me donne » pas tout le temps nécessaire pour achever la » suite de celles que j'ai déjà fait dessiner, je me » suis proposé d'en faire un ouvrage à part, qui » contiendra pour le moins quatre-vingts planches » in-folio, avec une explication courte en latin et » en français à côté de chaque planche ; mais je » prévois que cet ouvrage surpassera les forces » d'un particulier.

» On a voulu m'engager en attendant, à indi» quer, dans plusieurs ouvrages d'Anatomie, les » figures que je croyais le mieux exprimer la struc» ture de chaque partie du corps humain. Mais » j'avoue franchement que je n'en trouve qu'un » très-petit nombre qui en puisse faire une suite,

» encore sont-elles en partie accompagnées de traits
» fort imparfaits, qui, à la vérité, ne font pas
» grande impression aux connaisseurs, mais font
» un grand tort à l'imagination des commençans,
» comme je le prouverai, dans son temps, par un
» mémoire sur les figures anatomiques en général,
» et particulièrement sur celles de CASSERIUS,
» D'EUSTACHIUS, de VIDUS VIDIUS, etc. (1). »

Ce jugement me semble sujet à révision, si ce n'est pas pour en réformer les conclusions, au moins pour en rendre les considérans plus explicites. Avant de développer toute ma pensée, je remarque combien ce grand Anatomiste a senti l'importance de l'Iconologie, pour l'enseignement de l'Anatomie. Il a reconnu l'influence en bien et en mal, qu'elle devait exercer sur les élèves, et il a entrepris de faire dessiner, d'après nature, plus de quatre-vingts figures in-folio. C'est la déclaration la plus sincère et la plus entraînante qui puisse fortifier la thèse que je défends.

WINSLOW semblait espérer de faire des figures *irrépréhensibles ;* je doute qu'on puisse atteindre à cette perfection. Les points de vue sous lesquels l'Art peut montrer un objet, sont extrêmement nombreux ; il est presque impossible que l'Artiste pense à les mettre tous en évidence. Celui qui a le plus de capacité est celui qui présente le plus de ces points de vue ; celui qui est le plus médiocre

(1) Exposit. Anatom. de la structure du corps humain. Paris, 1732, in-4°. Avertissement.

est celui qui en présente le moins. On a dit qu'il n'y a pas de livre, quelque mauvais qu'il soit, où l'on ne trouve une idée ou agréable ou utile; on assure que DAVID en disait autant des mauvais tableaux. LEIBNIZ se conduisait d'après de semblables maximes; il lisait tout; et comme il songeait à s'instruire et non à censurer, il recueillait tout ce qui pouvait augmenter ou perfectionner ses connaissances, et il laissait dans l'oubli tout ce qui était inutile. Je ne voudrais pas qu'un Historien de l'Iconologie Anatomique marchât tout-à-fait sur les traces de LEIBNIZ; car en acceptant son titre, il ne peut pas répudier celui de *critique* qui est inséparable de l'autre. Mais je désirerais que dans l'examen des figures qui ont eu quelque réputation, il nous en fît bien connaître le mérite spécial.

Pour diriger les commençans dans l'étude des planches anatomiques, je voudrais que l'Historien les prévînt sur l'intention essentielle de l'auteur. La connaissance de l'intention est très-souvent la clef de toute la figure, et si l'on s'associe à l'Anatomiste, on voit sur-le-champ tout ce qu'il voulait nous apprendre, et l'on ne prend pas garde aux choses dont il ne se souciait pas lui-même.

§ 18. *Caractères différens des planches anatomiques.*

Je désirerais, dans l'intérêt des Élèves, que l'Historien indiquât d'avance les principaux caractères que l'on a cru reconnaître chez les auteurs associés, c'est-à-dire, chez l'Anatomiste et chez le Dessinateur.

On peut attribuer au Dessinateur tout ce qui se rapporte à la partie graphique : quant à la composition, elle appartient à l'Anatomiste.

Sous le premier point de vue, on trouve dans les figures tous les caractères divers que l'on rencontre dans les productions des divers peintres.

Les figures sont quelquefois d'une *exactitude rigoureuse ;* ce sont les portraits d'objets anatomiques déterminés. C'est une qualité quand il faut conserver une observation particulière, comme sont celles de la *Nosologie naturelle* de M. ALIBERT (1), et un défaut, quand il faut représenter l'homme en général et toutes ses parties.

Elles sont *vraies et idéales*, quand le Dessinateur désire montrer dans l'homme une beauté que l'imagination a formée au moyen des traits les plus parfaits répandus dans les divers individus. Comme cette beauté est différemment conçue par les différens artistes, on trouve dans les planches anatomiques tous les *goûts* de dessin possibles. Le goût est *gothique*, dans celles de Charles ÉTIENNE ;

(1) *Nosologie naturelle, ou les maladies du corps humain distribuées par familles. Paris*, Crapelet, 1817, *gr. in-4°, pap. vél. fig. color.* — Les planches de ce bel ouvrage ont, à la fois, et trop d'élégance, et trop de vérité, pour qu'on ne voie pas clairement qu'elles ont dû être exécutées sous les yeux mêmes de l'auteur.

florentin, comme celui de Michel-Ange, dans celles de Vésale; *lombard*, conforme à une nature choisie, comme dans celles de Cowper (1); *romain*, ou *raphaëlesque*, comme dans celles d'Albinus (2), et dans celles de Cheselden (3); *flamand*, dans celles de Bidloo (4); *antique*, dans celles de Mascagni (5) et dans celles de M. J. Cloquet (6).

Elles sont de *mauvais goût*, quand le dessin est maniéré et que l'artiste a préféré des formes désagréables, comme sont celles de Browne (7).

Elles offensent quelquefois la vue par un dessin *sec*, *roide*, comme sont celles qui ont paru avant

(1) *Anatomia corporum humanorum; CXIV tabulis ad vivum expressis atque in æs incisis illustrata. Curante Gul. Dundass. Lugd. Batavor. in-fol. max.* Vid. præsert. fig. Appendic.

(2) *Bern. Siegfr. Albini tabulæ sceleti et musculorum corporis humani. Lugd. Batav.* 1747, *atque* 1753. *in-fol. max.*

(3) *The anatomy of the human body. London*, 1750. *in-8°. (p. 40.)*

(4) *God. Bidloo anatomia humani corporis centum et quinque tabulis (CVII) per G. De Lairesse ad vivum delineatis, illustrata.* Amstelod. 1685. *in-fol. max.*

(5) *Anatomia per uso degli studiosi di scultura e pittura; opera postuma. Firenza.* 1816. *in-fol. con. XV tav.*

(6) Anatomie de l'homme, ou description et figures lithographiées de toutes les parties du corps humain. Paris, 1821-31. 5 Tom. in-fol.

(7) *A compleat treatise of the muscles, etc.* (petit *in-fol.*, 1681.)

les planches de VÉSALE, et comme celles qui ont été faites par des artistes novices à toutes les époques. Mais ce défaut n'exclut pas toujours l'*intelligence*, tout comme la qualité opposée n'exclut pas l'obscurité. Les planches de VIEUSSENS sont d'une sécheresse extrême, et néanmoins on en comprend assez bien toutes les parties, tandis qu'on a accusé les planches de COWPER, si admirables au premier coup d'œil (1), d'être souvent inintelligibles.

Elles varient beaucoup par le degré de *correction*. Il ne faut pas que les Élèves se trompent sur le vrai sens de cette expression. Une figure peut être incorrecte, ou parce que les contours, soit généraux, soit partiels, ne sont pas conformes à la nature, ou, parce que le dessinateur n'a pas su tracer les lignes suivant les règles du raccourci.

Pour ce qui regarde la composition, qui est le principal objet de l'Anatomiste, il importe de chercher à deviner quel a été le but de l'auteur dans cette représentation.

Je l'ai déjà dit : la plupart des figures sont *défectives* et *incorrectes*, en tant qu'*anatomiques*, parce que les auteurs n'ont pas songé à tout. Il y a des figures *analytiques*, dont l'objet principal est de distinguer les parties les unes d'avec les autres ; il

(1) *Myotomia reformata with an Introduction concerning muscular motion. (Cur. Rich.* MEAD.*) London*, 1724, *in-fol.°*

y en a de *synthétiques* où l'on veut nous faire bien connaître les rapports, les liaisons des organes ; il en est de *spécifiques*, où l'on se propose de distinguer les formes et les tissus ; de *chargées*, où l'on exagère les formes d'un objet pour en faire comprendre la structure interne. Pour exemple de ces dernières, je citerai celles de SCHUMLANSKY, dont le but est de faire concevoir les rapports des vaisseaux sanguins du rein avec les conduits excréteurs renfermés dans son parenchyme (1) ; et celles de M. GAULTIER, qui sont destinées à donner une idée des couches de la peau (2).

Les figures *chargées* portent ce nom, tant qu'on peut penser qu'elles sont très-près de la vérité ; celles de MALPIGHI paraissent rester dans ces limites ; mais il arrive souvent que l'auteur ne se contente pas d'exagérer le vrai, et que, par prévention, il y ajoute des fictions ; c'est ainsi qu'ont agi GAGLIARDI et CLOPTON-HAVERS. Citons encore SCHUYL, dans sa traduction latine de l'*Homme*, de DESCARTES. Il me semble qu'alors ces figures peuvent être qualifiées d'*imaginaires*, sans prétendre accuser les auteurs de mauvaise intention.

J'appellerais volontiers figures *implicites*, celles

(1) V. *Tabulas anatomicas quas ad illustrandam humani corporis fabricam collegit et curavit* LODER. *Vinariæ*, 1794—1804, 2 *vol. in-fol.°*, pl. LXXIV.

(2) V. J. CLOQUET, Anatomie du corps humain, etc. Ouvr. cit.

qui ont été faites pour rendre sensible une qualité mathématique ou mécanique du corps animal, d'où dépendent quelques fonctions qu'on veut expliquer. Je prends pour exemple les figures dont se sont servis Borelli et Mayow, pour faire comprendre leurs théories des mouvemens de l'homme et des animaux. On ne doit pas les juger à toute rigueur; ce que l'on voulait mettre sous les yeux, c'étaient les lignes magistrales renfermées dans les membres, et non toutes les circonstances de leur structure. Ces planches ne seraient répréhensibles qu'autant que la constitution réelle de ces membres serait en opposition avec l'admission des qualités mécaniques et mathématiques supposées (1).

Je range parmi les figures implicites, celles que Nieuwentyt a mises dans un livre de Téléologie, qui a eu de la célébrité (2). Je remarque même que celles qui ont été tirées de divers traités d'Anatomie pure, qui étaient incorrectes et susceptibles de reproche, par rapport à leur destination anatomique, sont devenues suffisantes, par rapport à l'emploi actuel.

Les figures anatomiques ont été appelées *imagi-*

(1) On pourrait presque mettre dans cette catégorie la plupart des planches des nerfs faites par Vieussens. Elles sont bien loin de valoir celles de Walter, sous le rapport de l'imitation anatomique; mais elles ont une vérité didactique, qui a bien son prix.

(2) L'existence de Dieu démontrée par les merveilles de la nature. Amsterdam, 1727, *in*-4.°

naires, lorsqu'on a pu penser qu'elles ne faisaient qu'exprimer les concepts de quelques savans, qui, après avoir aperçu la vérité et l'avoir même exagérée, l'ont défigurée en croyant la rendre plus sensible. Mais il faut appeler *mensongères*, les figures de monstres qui n'ont jamais existé ; qu'il est permis de déclarer impossibles ; que quelques auteurs ont publiées avec crédulité ; et que d'autres ont imaginées de propos délibéré, pour amuser la curiosité d'un certain public. On est fâché d'en trouver de ce genre dans les ouvrages d'auteurs respectables, tels que Paré, Licetus, et Conrad Lycosthène. L'imposture n'est pas de leur fait ; leur duperie prouve en eux beaucoup de candeur, mais peu de critique.

Il arrive quelquefois qu'un anatomiste ne soigne dans une figure, que les traits essentiels, et qu'il abandonne les accessoires au Dessinateur. Alors ce dernier met des traits presque au hasard, soit par erreur, soit par précipitation. Ainsi, dans la Myologie de Browne, on trouve dans la planche 10.e, fig. 2, deux maxillaires supérieurs, dont les dents molaires sont, de chaque côté, au nombre de six. Selon toute apparence, Browne n'était occupé que des muscles du voile du palais, où il prétendait avoir fait une découverte ; il ne dirigea point l'artiste pour tout le reste. C'est une étourderie du Dessinateur. On ne peut pas dire que la planche soit mensongère, mais elle est bien *négligée* ;

car, s'il y avait de la vérité, l'Anatomiste aurait dû nous en avertir, quand il s'agissait d'un fait très-rare (1).

Aussi ce n'est pas sous le rapport anatomique que je voudrais critiquer le frontispice de l'*Anatomie* de HIGHMORE (2), quoique la peau humaine écorchée qu'il nous présente, soit d'une incorrection choquante (3); mais il serait à désirer que pour exprimer graphiquement une sentence, il y eût une juste relation entre les objets dont on se sert pour atteindre ce but. Or, l'auteur représente HIPPOCRATE tenant à deux mains une extrémité supérieure de ce cuir, et il inscrit sur ce membre : *Hâc* (4) *longior Vita, brevior Ars, judicium facile, experientia tutæ est.* Si HIGHMORE avait appliqué cette sentence sur une hernie, sur une articulation luxée, sur une vessie contenant un calcul, ou sur quelqu'autre organe où se trouvent ces altérations physiques, dont l'Anatomie éclaire la théorie et suggère la thérapeutique, j'aurais trouvé cette figure parlante. Mais

(1) SŒMMERRING dit : *Rarò .... duo, tres, quatuor supernumerarii dentes molares, computu itaque facto, triginta-sex dentes numero observantur.* De corpor. hum. fabr. consp. osteologiæ, § 236.

(2) *Corporis humani disquisitio anatomica. Hagæ-Comitis.* 1651, in-fol.

(3) Sa hauteur, jusqu'à la bifurcation des extrémités inférieures, n'est que, environ, les huit vingt-et-unièmes de la hauteur entière.

(4) C'est-à-dire *par la dissection.*

si le cuir représente tout le système humain anatomisé, l'assertion se rapporte à toute la Médecine, et dans ce sens le nouvel aphorisme est faux.

§ 19. Manget.

Quoique Manget n'ait rien fait directement pour l'agrandissement de l'Anatomie, il a des droits à notre reconnaissance comme ayant beaucoup fait pour la Didactique de cette science. Il entreprit non-seulement de réunir, dans deux grandes compilations, à peu près tout ce qui avait été écrit sur l'Anatomie Humaine, mais encore de reproduire toutes les figures anatomiques qui avaient été dessinées depuis Vésale. La Bibliothèque Anatomique qu'il forma à l'aide de Daniel Le Clerc (1), et le Théâtre Anatomique (2) qu'il fit seul, sont les fruits de son zèle et de son labeur.

Cette collection n'atteint pas tout-à-fait son but. L'Auteur avait dit qu'il se proposait d'imiter l'artiste ancien, qui ayant à faire une Hélène pour les Crotoniates, réunit un grand nombre de belles femmes, afin de prendre chez toutes les traits qui pouvaient former un corps parfait (3). Mais il est aisé de voir, par la vignette du frontispice, qu'il

(1) *Bibliotheca anatomica digesserunt* D. Clericus *et* Mangetus, *Genevæ*, 2 vol. *in-fol.°*, 1699.

(2) *Theatrum anotomicum. Genevæ*, 2 vol. *infol.°*, 1717, fig.

(3) *Biblioth. anat.*, *præfat.*

avait plus de savoir que de goût. Plus occupé d'amasser que de choisir, il mit dans ses livres des planches qui ne méritaient pas cet honneur, et en négligea d'autres qui auraient dû être placées dans un rang distingué. D'ailleurs il n'était pas assez au courant des dernières découvertes pour ne pas s'exposer à des reproches. Il eut l'imprudence d'insérer dans le *Theatrum* quelques lettres de BIANCHI, dont MORGAGNI avait à se plaindre. Celui-ci repoussa l'agresseur, et punit le complaisant collecteur par la publication des *Adversaria*, dont la science a bien dû se féliciter.

D'un autre côté, BOERHAAVE et ALBINUS s'avisèrent de publier les Œuvres complètes de VÉSALE, et le soin qu'ils mirent à faire graver sur cuivre les célèbres planches par WANDELAAR, dut paraître une satire sanglante du *Theatrum*.

Mais quoi qu'on en ait pu dire, l'entreprise de MANGET rendit un vrai service à l'enseignement, en portant l'attention générale sur ce mode de propagation; en donnant envie de mieux faire à ceux qui pourraient en avoir le moyen; et en mettant entre les mains de tout le monde, les planches d'EUSTACHE, qui, quoique tronquées et privées d'une règle indispensable pour les commençans, ont dû faire sentir tout le parti que l'on pourrait tirer de ce secours.

—

§ 20. *Découverte des planches* d'EUSTACHE.

L'apparition des planches d'EUSTACHE forma une ère et pour l'Anatomie et pour son enseignement. A la mort de ce médecin, qui eut lieu en 1574, ces planches restèrent, avec sa succession, chez des parens qui vivaient dans le lieu de sa naissance, à S.t-Severino (petite ville de la Marche d'Ancône). Lorsqu'au commencement du 18.e siècle, l'Evêque fut chargé par le Pape de voir si l'on pourrait recouvrer dans ce lieu les manuscrits et les planches d'EUSTACHE, il répondit qu'il ne restait plus à S.t-Severino aucun descendant de cet illustre auteur. Clément XI fit faire d'autres perquisitions, et enfin en 1713, on trouva les planches à Urbin ; mais les manuscrits paraissent être irrévocablement perdus. L'année suivante, LANCISI, médecin de ce Pontife, se hâta de publier ces gravures en les accompagnant d'explications : en 1717, MANGET ajouta les unes et les autres à son *Theatrum*.

Quoique ces planches fussent mutilées, et que l'explication se ressentît de la précipitation du commentateur, les connaisseurs comprirent, en France, le prix de ces dessins. Voici comment en parlait WINSLOW, quinze ans après : « Ce n'était nullement » mon dessin de donner des figures pour le pré- » sent....... Mais plusieurs particuliers ayant très- » fortement insisté là-dessus, m'ont engagé d'y » joindre au moins quelques-unes des *fameuses*

» *tables* anatomiques d'EUSTACHIUS, avec explica-
» tion. J'ai été enfin obligé de céder aux instances;
» et comme je me bornais absolument à quatre de
» ces tables, en donnant à choisir, on m'a demandé
» celles-ci. Je les ai fait copier sur les originaux de
» Rome, avec les explications de feu M. LANCISI,
» auxquelles j'en ai ajouté moi-même quelques-
» unes....... Je donnerai dans une autre occasion
» mes remarques sur ce qui (selon l'anatomie mo-
» derne) manque dans ces tables, *lesquelles seront*
» *toujours l'admiration des vrais et savans Ana-*
» *tomistes* (1). »

On voit par-là que ni le commentateur, ni le second éditeur (MANGET) n'avaient rempli le but de l'Auteur. Les maîtres désiraient que cet excellent ouvrage fût mis entre les mains des élèves; mais ils n'osaient le leur confier, parce qu'on avait omis la règle qui devait conduire le *lecteur*, et que les explications étaient non-seulement incomplètes, mais encore fautives.

§ 21. *Explication des planches d'*EUSTACHE *par* ALBINUS.

ALBINUS se chargea de nous consoler de la perte du manuscrit d'EUSTACHE. Il dut concevoir plus que personne la valeur de ce trésor; il ne négligea rien pour que le public pût en jouir. Il examina avec le

(1) Exposit. Anatom., in-4°, 1732, p. 739.

plus grand soin toutes les parties de chaque figure. Lorsque l'interprétation d'un point paraissait douteuse, il eut recours au cadavre, et il fit lui-même les coupes qui devaient produire exactement ce que le Dessinateur avait exprimé. Les explications furent claires, précises, suffisantes et accompagnées de toutes les intentions que l'Auteur paraissait avoir eues dans son travail, principalement à l'égard du livre et des dessins de Vésale. Il fit copier lui-même avec soin les figures des planches originales. Il rétablit le cadre gradué pour l'indication de tous les points. En outre, vis-à-vis de chaque planche copiée, dont les figures sont ombrées, il en mit une autre dont les figures sont au trait, et c'est là qu'il indiqua toutes les parties au moyen de lettres.

Pendant vingt ans, Albinus se servit de ses planches pour ses leçons d'Anatomie. Tout ce qu'il démontrait sur le cadavre, il l'indiquait dans la figure, afin que le souvenir des formes de l'un s'unît indissolublement à la vue de l'autre. Ce fut après tant de recherches et de soins pour s'assurer de la pureté de la science, et d'essais pour juger de la valeur de cet ouvrage sous le rapport de l'enseignement, qu'il osa le publier, et espérer que ce livre deviendrait à la fois et classique et scholastique (1).

(1) En 1743.

§ 22. *Travaux iconiques particuliers d'*ALBINUS.

ALBINUS, en devenant éditeur et commentateur de son modèle, n'en devint pas pour cela idolâtre. Après avoir tant fait pour la gloire d'EUSTACHE, il lui était bien permis de penser à la sienne.

En songeant que les savans avaient blâmé VÉSALE et BIDLOO d'avoir trop souvent immolé l'exactitude à la beauté, et que les amateurs murmuraient de ce que le véridique EUSTACHE n'avait jamais voulu sacrifier aux Grâces; il pensa que l'union de la vérité et de la beauté devait obtenir le suffrage de tout le monde. Il avait toutes les qualités qu'il faut pour former une telle alliance, et d'autres pouvaient avoir l'envie d'en faire la tentative, d'autant que le public ne se contentait plus de la naïveté et de la sécheresse d'EUSTACHE, et qu'il demandait des contours moëlleux et ondoyans. Il n'a certainement pas ignoré que SANTORINI, à Venise, travaillait à faire dessiner par F.-B. PIAZZETTA les diverses parties du corps humain, d'après des coupes, des dissections et des préparations qu'il avait faites avec le plus grand soin (1). Il dut voir avec émula-

(1) Ces planches qui sont au nombre de 17, et qui n'ont été publiées qu'en 1775, sont précieuses. Elles sont parfaites pour la vérité. Le dessin en est correct, les ombres leur donnent beaucoup de relief. On a eu le soin de distinguer les tissus : les parenchymes et les membranes sont exprimées à

tion les planches de CHESELDEN (1), et craindre qu'on ne le gagnât de vitesse. Pour que le public ne reposât pas son admiration sur les ouvrages de ce rival, et qu'on ne pensât point que le commentateur d'EUSTACHE était épuisé, il mit au frontispice de l'*Explication des planches*, une vignette gravée par WANDELAAR, représentant Diane qui parcourt les forêts dans l'obscurité, et qui porte à la main un flambeau allumé. Au bas sont écrits ces mots que la Déesse est censée dire à son frère : *Soleil, j'éclaire tant que tu resteras caché* (2).

ALBINUS qui avait déjà préludé par la publication de dessins représentant les muscles de la main (3), et par les figures inimitables qui accompagnent son histoire de l'Ostéogénie (4), publia, en 1747, ces planches qui sont devenues si fameuses, et qui ont fait une des époques les plus illustres de l'histoire de l'Iconologie Anatomique.

Outre l'instruction que les savans ont puisée dans

la manière de l'estampe ; les fibres sont exprimées par des hachures très variées. Le commentateur GIRALDI a joint à ces planches la règle d'EUSTACHE, et les figures au trait.

(1) Voyez *Osteography, or the anatomy of the bones. Lond.* 1733, (*in-fol. max.*); et *The anatomy of human body, Lond.*, 1741, *in-8°*.

(2) *Donec tu, Phœbe, latebis.*

(3) *Histor. musculorum hominis, Lugd. Batav.*, 1734, in-4°.

(4) *Icones ossium fœtûs humani : accedit osteogeniæ brevis historia. Lugd. Batav.* 1737, *in-4°*.

ces figures, sous le rapport de la vérité, de l'exactitude, de la précision, de la clarté, de la connexion des parties; ils ont admiré l'expression différentielle des divers tissus, et de leurs nuances; le choix des plus belles formes, et la noblesse des ornemens.

Les figures qu'ALBINUS a répandues dans ses *Adnotationes academicæ* sont toujours marquées au coin de la correction, de l'élégance et de la perfection.

Depuis cette époque, les figures anatomiques ont pris, en général, ces caractères. A mesure que les artistes se sont perfectionnés, les bonnes gravures sont devenues presque communes. Je ne veux point parler ici du dessin polychrôme qui a été employé pour la Didactique Anatomique; des planches de GAUTIER D'AGOTY, d'après le procédé de LE BLOND; de celles de VICQ-D'AZYR; de celles que MASCAGNI a faites pour les peintres: mais je puis dire que, dans ces représentations, comme dans ces monochrômes, on reconnaît une influence frappante qui part des travaux d'ALBINUS.

Cet auteur a renchéri sur tous ses prédécesseurs pour l'explication des figures. Il semblait vouloir démontrer chaque coup de crayon. Il a fait en Iconographie ce que les élèves de DESAULT veulent faire dans la description phonétique des organes; mais la prolixité de ceux-ci est fastidieuse, tandis que l'abondance de l'autre est toujours instructive. Aussi les Iconographes de nos jours, LODER, SCARPA, les

CALDANI, etc., ont imité ALBINUS dans la multiplicité des détails.

§ 23. *Planches anatomiques qui ont été publiées depuis* ALBINUS *jusqu'à la fin du* 18.e *siècle.*

Celui qui voudrait faire une Histoire bien détaillée de l'Iconologie Anatomique, aurait de la peine à former un catalogue complet des bonnes figures qui ont été faites dans la seconde moitié du 18.e siècle. SUE, WALTER, COTUGNO, HALLER, HUNTER, WEITBRECHT, SANDIFORT, WOLF, MECKEL, NEUBAUER, ZINN, MASCAGNI, WEIDMANN, VICQ-D'AZYR, SCARPA, ASCH, FISCHER, SOEMMERRING, BLUMENBACH, et beaucoup d'autres ont singulièrement enrichi la science et son enseignement. Mais parmi ceux qui ont tant de droits à notre reconnaissance, il faudra distinguer CAMPER, qui n'a pas marché dans la route commune de la Didactique Iconologique.

CAMPER, celui-là même que BARTHEZ a regardé comme celui d'entre les Modernes qui a rendu le plus de services à la Physiologie (1), plein du désir de propager l'Anatomie, au moyen du Dessin, art qu'il aimait avec passion, et qu'il cultivait avec succès, conseilla et pratiqua des procédés différens de ceux qui sont habituellement en usage. D'abord, il crut qu'en représentant le corps humain, ou une de ses

(1) Je pense bien que BARTHEZ n'entendait parler que de cette partie de la Physiologie dont il s'agit dans le livre de GALIEN, *De usu partium*.

parties, il ne fallait pas considérer cet objet sous un seul *point de vue*, comme cela est prescrit dans la peinture, mais qu'il fallait le dessiner à la manière des Architectes, lorsqu'ils font l'orthographie ou l'élévation géométrale d'un bâtiment. Il reprocha à ALBINUS et à WANDELAAR plusieurs imperfections anatomiques de leurs planches, provenant de ce qu'ils avaient négligé cette méthode ; ce qui établit une dispute épistolaire entre lui et ALBINUS. En second lieu, il voulut qu'après avoir arrêté le trait du dessin avec toute la correction possible, on indiquât les teintes avec des hachures larges et grossières, dont la force parlât à l'esprit plutôt qu'à la vue. Enfin, il chercha à exprimer, d'une manière spéciale et *conventionnelle*, avec plus de soin qu'on ne l'avait fait, les diverses sortes de tissus, et les parties organiques, différentes par leur nature, qui présentent des formes pareilles. Ainsi il s'appliqua à distinguer entr'eux dans le monochrôme, l'artère, la veine, le nerf, le tendon (1).

Mais, en vrai professeur, qui n'oublie jamais les destinations variées de ses élèves, il distingua les diverses manières sous lesquelles chacun devait envisager le même objet ; il ne voulut pas que le Médecin et le Peintre étudiassent l'Anatomie

(1) Il faut voir surtout les planches des *Demonstrationum anatomico-pathologicarum libri duo. Amstelœd.*, 1760 et 1762, *in-fol.° max.*

suivant la même méthode. « Il redigea un cours » d'Anatomie en faveur des peintres, auxquels il » enseigna cette science pendant plusieurs années, » dans l'amphithéâtre de l'école de peinture d'Ams» terdam (1) », et sans doute il fut aussi rigide à faire observer aux Peintres les *lois de la Perspective*, qu'il avait eu de zèle à les suspendre, quand elles étaient préjudiciables à l'éducation des Élèves d'une Faculté.

La distinction des divers tissus, particulièrement des veines, des artères et des nerfs, par le simple dessin, n'était pas nouvelle. Non-seulement ALBINUS y avait eu égard, mais il est aisé de voir que dans les tables anatomiques de BERETTINI, dit PIETRO DI CORTONA (2), le dessinateur a cherché à faire cette distinction : les veines sont exprimées avec des hachures en manière de corde, les artères avec des hachures transversales, et les nerfs avec du blanc. CAMPER le reconnaît lui-même (3).

(1) Éloge de P. CAMPER, par VICQ-D'AZYR, tom. 1 de ses œuvres.

(2) Gravées en 1618, à Rome.

(3) *Demonstration. anatomico-patholog., lib. I, continens brachii humani fabr. et morb. Præf.*

§ 24. *Collections de planches anatomiques publiées depuis le commencement du siècle présent.*

Vers la fin du 18.e siècle, les personnes qui étudiaient l'Anatomie Humaine, étaient dans l'embarras du choix, quand il s'agissait de faire concourir à leurs progrès l'autopsie, la lecture des traités et l'examen des planches. SÖEMMERRING, en publiant son livre *De corporis humani Fabricâ* (1), nous rendit le service d'indiquer les figures pour lesquelles nous pouvions avoir le plus de confiance. Outre cette espèce de Bibliographie Iconologique, qui se trouve à la tête de chaque grand traité ou *conspectus*, on en voit une plus spéciale au commencement du chapitre de chaque organe.

La fin du dernier siècle et le commencement de celui-ci doivent être notés dans les annales de l'enseignement iconologique de l'Anatomie. M. LODER, en Allemagne, et MM. CALDANI, oncle et neveu, en Italie, formèrent des collections des plus belles planches anatomiques qui avaient été faites depuis l'époque d'ALBINUS inclusivement jusqu'aux années que j'assigne.

Il ne faut pas confondre ces collections avec celles de MANGET. M. LODER est un anatomiste distingué, qui a choisi avec beaucoup d'instruction, de goût et de critique, les meilleures figures qu'il a pu trouver, sans acception d'écoles, de lieux, d'individus.

(1) *Trajecti ad Mœnum*, 1794 — 1801, 6 vol. in-8°.

Comme il voulait former un traité iconologique complet d'Anatomie Humaine, il a distribué les figures d'après les systêmes adoptés; il s'est chargé de les expliquer lui-même, et il a assumé sur lui la responsabilité de ces indications; il a préféré les chiffres aux lettres; il a multiplié les indications avec une extrême patience, de sorte que le lecteur n'a plus rien à désirer. Comme dans son plan, il a trouvé quelques lacunes, il les a remplies par des planches qu'il a faites lui-même.

La différence la plus saillante que présente l'entreprise italienne comparée à l'allemande, c'est le format et la magnificence de la première. Les planches empruntées sont souvent les mêmes, ce qui prouve qu'un grand nombre de ces figures sont incontestablement les meilleures; quand elles ont été prises d'auteurs différens, les lecteurs auraient de la peine à préférer les unes aux autres. Pour l'œil, l'un a adopté Zinn, l'autre Sœmmerring; pour l'oreille, l'un Albinus, Scarpa, Cotugno, l'autre, Sœmmerring. Mais l'admission de l'un de ces auteurs ne suppose point l'exclusion des autres.

Quant aux figures propres et assez nombreuses que ces estimables commentateurs ont insérées dans leurs collections, elles présentent des aspects très-divers; mais, à la rigueur, elles ont été puisées dans la même source, c'est-à-dire, dans la nature.

Depuis la terminaison de ces importans ouvrages, les Anatomistes, loin de se ralentir, sont devenus plus curieux et plus actifs que jamais. Des investigateurs pleins de zèle, d'habileté, de sagacité, glanent dans un champ où des moissonneurs bien vigilans ont fait la récolte. Ils vantent beaucoup leurs glanes ; nous ne sommes pas encore en état d'en apprécier la valeur; il est prudent d'attendre qu'on les ait battues pour en apprécier le produit. Mais, pour ne point sortir de mon sujet, et me borner à l'esquisse de l'Histoire de l'Enseignement Iconologique de l'Anatomie, je crois pouvoir avancer que ce mode d'enseignement n'a jamais été autant en honneur qu'à présent.

Aux anciens moyens de propager les figures est venue se joindre la Lithographie, presque rivale de la gravure, encore susceptible de perfectionnement, et qui met les représentations anatomiques délicates les plus compliquées à la portée de toutes les fortunes. MM. J. Cloquet, H. Cloquet, Velpeau, Blandin, Breschet, Cruveilhier, Tiedemann et plusieurs autres nous ont rendu ce service signalé. Quand nous nous occuperons du corps de la science, nous aurons l'occasion d'examiner les découvertes dont elle a pu leur être redevable, et nous payerons à ces auteurs le tribut auquel ils ont droit. Mais il ne s'agit ici que de la Didactique Iconique de l'Anatomie, et nous ne pouvons pas différer le témoignage de notre reconnaissance.

—

§ 25. *État actuel de l'Enseignement Iconique de l'Anatomie.*

Depuis quelque temps, et surtout de nos jours, les Savans se sont associés avec les Artistes, et toute idée anatomique est démontrée par le dessin. Ils se piquent de donner à leurs collaborateurs la part qui leur est due dans un succès commun. Willis se sentait glorieux d'avoir eu pour dessinateur l'illustre WREN (1). BIDLOO sembla dire dans le frontispice de son livre, que le principal mérite de ses figures était d'avoir été dessinées par LAIRESSE; TREMBLEY a loué LYONNET sans réserve (2), et ALBINUS n'a cessé de rendre justice à WANDELAAR (3); nos anatomistes imitent, à cet égard, leurs prédécesseurs, et ils n'ont garde de dissimuler l'importance de la coopération des artistes.

Les Professeurs ne se contentent pas aujourd'hui de montrer à leurs auditeurs l'objet qu'ils décrivent, lorsque les dimensions en sont trop petites; mais ils en dessinent en grand les contours et les principaux traits sur une planche noire, afin que personne, en sortant, n'en emporte une idée er-

(1) *Cerebri Anatome et nervorum descriptio et usus. Lond.* 1670, *in*-12. *Præfatio ad lectorem.*

(2) Mémoire pour servir à l'histoire d'un genre de polype d'eau douce. Leyde, 1744, in-4°, fig.

(3) V. particulièrement la préface des *Icones* de l'Ostéogénie.

ronée ou vague. Les livres d'Anatomie s'abrègent à mesure que les figures se multiplient, parce que l'auteur suppose que le lecteur préfère la langue graphique à la langue phonétique.

Il est digne de remarque que dans les programmes des prix proposés par l'Académie des sciences de l'Institut, lorsqu'il sagit d'un objet anatomique, on exige toujours des *figures exactes* (1). C'est dire qu'une description de choses de ce genre n'est claire et précise que lorsqu'elle est iconique.

Dans les anciennes planches, chaque organe est trop souvent isolé, de sorte que l'on avait à désirer les relation réciproques des parties. On s'est aujourd'hui ravisé, les Anatomistes ne cessent d'inventer dans le cadavre de nouvelles coupes qui puissent montrer divers organes distincts, disposés suivant leur situation naturelle. CAMPER s'en est beaucoup occupé dans ses *Démonstrations anatomico-pathologiques*, et les auteurs les plus récens qui portent spécialement leur attention sur l'*Anatomie des régions* (qui est celle que les Anciens appelaient Anatomie analytique (2)), marchent avec constance sur ses traces.

Une autre imperfection des figures anatomiques qui avaient été faites jusqu'à présent, c'est un

(1) Voyez dans divers journaux, et particulièrement dans le Journal des Savans, le grand prix de 1831, et le prix de M. ALHUMBERT, de la même année.

(2) ROLFINCIUS, *Dissertat. anat.*, *lib.* 1, *cap.* 12.

oubli des proportions des organes isolés, par rapport au système entier. Les artistes songeaient seulement à dessiner chaque partie, suivant leur commodité, et suivant les convenances de la planche, de sorte que la collection de leurs dessins anatomiques n'a point formé un corps dont toutes les parties fussent en harmonie. Il me paraît que M. Antommarchi a perfectionné, sous ce point de vue, la description iconique du corps humain. Les grandes dimensions des sujets lui ont permis de donner à toutes les parties visibles les proportions naturelles (1).

On criera peut-être contre le nombre des figures, comme l'on crie contre la surabondance des livres, ce qui est se plaindre des répétitions. Mais il me semble qu'en Anatomie, les diverses descriptions graphiques d'un même objet sont moins identiques que la plupart des descriptions écrites. Ces dernières reproduisent toujours les mêmes images; les termes ont beau être différens, les mêmes notions restent dans l'esprit, et ces notions sont toujours vagues, incertaines et équivoques. Il n'en est pas de même d'une description graphique; comme l'objet ne se présente à la fois que sous un point de vue, on peut le mettre successivement sous nos yeux avec des formes différentes, indé-

(1) Voy. Planches anatomiques du corps humain, exécutées d'après les dimensions naturelles, accompagnées d'un texte explicatif, in-4°, Paris. in-fol. max., fig. color.

finies ; et si l'on veut nous épargner le dégoût de la monotonie d'une idée, la variété des figures est beaucoup plus efficace que celle des mots.

Dans ce moment, M. le docteur BOURGERY et M. JACOB, dessinateur très-distingué, publient, par livraisons, un *Traité complet de l'Anatomie de l'homme*, accompagné de planches lithographiées, soit monochrômes, soit polychrômes, à volonté. L'ouvrage renferme beaucoup d'objets qui n'entrent pas sous ce titre. La partie iconique doit avoir quelques avantages. D'abord, toutes les planches doivent être d'après nature ; par conséquent, les coupes seront nouvelles, et le schématisme de chaque objet sera toujours instructif. Les auteurs nous promettent de représenter les divers tissus ou les parties similaires; c'est un des plus grands services que l'Anatomie demandait encore à l'Iconopée.

Il fut un temps où des Anatomistes crurent que la *superposition* des figures anatomiques pouvait favoriser la synthèse mentale des diverses parties. En conséquence, ils dessinèrent les couches successives des organes sur autant de feuilles séparées, et ils les appliquèrent les unes sur les autres, afin d'imiter, autant que possible, les coupes différentes du cadavre. C'est ainsi que REMMELINI (1) fit ses planches anatomiques. Les architectes ont disposé

(1) *Catoptrum microcosmicum. Aug. Vindelic.* 1619, *in-fol.* J'ai vu cet ouvrage chez M. le docteur SERNIN, de Narbonne. En 1539, Nicolas de SABIO, avait aussi inséré dans

quelquefois de cette manière les sciagraphies successives d'un édifice dont ils voulaient montrer les diverses parties de l'intérieur (1). Ces méthodes ne sont plus en usage dans les planches anatomiques. Je voudrais que les connaisseurs pussent nous dire si on les a exclues pour des motifs raisonnés, ou si c'est une simple désuétude.

§ 26. *Quel serait pour les Élèves, le résulat d'une Histoire de l'Iconologie Anatomique ?*

Si un homme instruit et judicieux exécutait l'Histoire que j'ai indiquée, et qu'il en fît correspondre les époques avec celles de l'Histoire de l'Anatomie elle-même, je suis persuadé que la conclusion de ce travail serait :

1° Que les figures anatomiques sont les annales les plus authentiques des connaissances acquises sur la structure du corps humain ;

2° Que de très-bonne heure, les médecins en ont été convaincus ;

3° Que depuis le renouvellement de l'Art, et surtout depuis l'invention de la gravure, l'Iconopée a paru la partie la plus sûre, la plus claire,

sa *Viscerum viva delineatio*, *Venet*, *in-fol.*, deux planches découpées et superposées.

(1) Voyez la Perspective pratique, nécessaire à tous peintres, graveurs, etc. (par le P. Jean du Breuil), Paris, 1642-48, in-4°, tom. 3, planch. 91.

la plus intelligente de l'enseignement de l'Anatomie ;

4° Que l'association des figures avec la description écrite ou orale, accélère singulièrement la communication des faits ;

5° Que les figures anatomiques sont un des meilleurs moyens mnémoniques pour entretenir la mémoire de ce que l'on a vu.

Si cette conclusion est juste, l'étudiant qui en sera pénétré, ne tardera pas à se familiariser avec la lecture du monochrôme. Cet exercice mental lui promet trois avantages précieux.

1° L'aptitude à lire facilement les dessins en général, et les figures anatomiques en particulier, doit abréger beaucoup l'étude de l'Anatomie, soit par *autopsie*, soit par *autotomie* (1). J'ignore si Camper a employé beaucoup de temps à la dissection. J'aurais du penchant pour la négative, en songeant aux difficultés qu'il a eues à se procurer des cadavres; à la variété des connaissances qu'il a acquises, et qui supposent de longues études; à la manière dont Haller le qualifie : on sait que Haller ne manque jamais d'appeler *Incisor* l'auteur d'Anatomie qui s'est livré à l'*autotomie*. Or, en caractérisant Camper, il le désigne ainsi : *Chirurgiæ*

(1) L'étude par *autopsie* est celle où l'on se contente d'examiner les parties qu'un autre a disséquées ; l'étude par *autotomie* est celle où l'on contemple les parties en les disséquant soi-même.

et anatomes peritia clarus, *magni vir ingenii* (1). Supposons que HALLER l'ait trouvé *illustre* par la *connaissance* de l'Anatomie et de la Chirurgie, sans qu'il ait *pu* le nommer *Incisor*, tout s'expliquera par ce passage d'un éloge historique de CAMPER :

« L'étude du dessin et des mathématiques pré- » para CAMPER à celle de l'Anatomie et de la Mé- » decine, où il eut pour maîtres ALBINUS (2) et » GAUBIUS. Le dessin, trop négligé dans l'éducation » ordinaire, ou dirigé vers un but frivole, devrait » faire partie de celle de tous les jeunes gens qu'on » destine aux sciences physiques (3). C'est le seul » moyen de conserver pour soi-même une idée » exacte de ce qu'on a observé, et de le montrer » aux autres, précisément comme on l'a vu. Rare- » ment les yeux d'un artiste aperçoivent les mêmes » choses, que ceux de l'observateur éclairé par » l'étude et par l'expérience. L'habitude de dessiner » les objets, accoutume en même temps à les mieux » voir, à conserver dans la mémoire leurs formes » avec plus d'exactitude (4). »

(1) HALLER, Bibl. anat., tom. 2, pag. 395.

(2) J'ai dit que l'étude des figures anatomiques faisait une grande partie de l'enseignement oral de ce célèbre anatomiste.

(3) En parlant de l'étude du Dessin, j'ai distingué la *pratique* d'avec la *lecture* ; et j'ai averti que cette lecture, c'est-à-dire, l'Iconologie, était pour nous l'objet le plus important.

(4) Eloge de Pierre CAMPER, par CONDORCET.

2° Un second avantage de l'Iconologie, ce serait de rendre plus faciles les examens d'Anatomie auxquels les candidats sont soumis. Ces sortes d'actes sont assez pénibles pour les juges. Quand les examinateurs ne sont pas contens de l'élève, il leur arrive quelquefois de ne pouvoir pas distinguer si les mauvaises réponses proviennent du manque de connaissances; de sa timidité; d'un défaut de méthode ou de mémoire, etc. On a toujours pensé que la présence des objets anatomiques doit donner sur-le-champ au répondant instruit, la possibilité d'indiquer dans chaque partie le nom, les connexions, les formes et les autres qualités sensibles qui les signalent. Je n'ai pas besoin de dire que dans nos heureux climats, il est impossible d'apporter à volonté, des cadavres dans la salle des actes, pour soumettre le candidat à ce genre d'épreuve, lorsqu'il s'agit des examens ordinaires. Mais un répondant qui sait lire un dessin, peut communiquer parfaitement avec ses examinateurs, soit qu'il décrive une figure comme on décrit une carte géographique, soit que le juge, muni d'un autre exemplaire, l'interpelle sur le nom ou sur les fonctions d'une partie indiquée; les réponses catégoriques suffiront pour que les interlocuteurs s'entendent sans équivoque.

3° L'habitude de comparer les figures anatomiques avec les objets naturels correspondans, peut donner à un homme un genre d'habileté propre à le préserver de certaines erreurs. On ment dans un dessin comme dans un discours. Pour se mettre à l'abri des tromperies dans l'Histoire et dans les sciences, il faut de la *Critique*. Elle est nécessaire dans les deux idiômes. Une partie très-importante de la Critique, c'est la *vraisemblance*. Or, la vraisembance est le rapport d'un fait avec d'autres faits analogues. Cela étant, une représentation quelconque sera dite vraisemblable, lorsqu'elle sera conforme aux objets naturels qui nous sont familiers; elle nous inspirera de la défiance, si elle est trop différente de ce que nous avons vu.

Sans être grand connaisseur, un homme qui a un peu d'habitude, distingue aisément les figures si vraies de MASACCIO et de Léonard de VINCI, d'avec les figures maniérées de BOUCHER et d'autres peintres de son école. Ne soyons donc pas surpris qu'un élève exercé puisse distinguer, sans comparaison, les figures anatomiques tracées de mémoire; celles qui expriment une opinion; et les figures mensongères : d'avec les dessins faits d'après nature.

§ 27. *Détractions contre l'Iconologie Anatomique; explication que l'on peut donner de l'aversion pour les figures.*

Les figures anatomiques étant une grande partie de la Traditive commune, il est superflu d'en faire l'apologie; mais quand des hommes distingués dans la Didactique s'élèvent contre un sentiment, qui néanmoins est devenu si général, il faut en trouver la cause.

Il est certain que quelques anatomistes, hommes de mérite, ont montré peu d'estime pour l'enseignement de l'Anatomie au moyen des procédés du dessin. Parmi ces antagonistes, on distingue Galien, Jacques Sylvius, Riolan, Desault, Bichat.

1° Je ne suis pas bien sûr que Galien dédaignât les dessins anatomiques. Sylvius et Riolan, qui voulaient s'appuyer de son autorité, lui supposent des sentimens que je ne trouve exprimés nulle part dans les ouvrages de ce grand homme.

Faute d'une improbation formelle qu'on aurait voulu trouver chez Galien, Riolan se contente de cette induction. Le médecin de Pergame, qui dans ses administrations anatomiques (1), fait mention d'anciens dessins destinés à représenter des instrumens de chirurgie, ne dit pas un mot des images anatomiques; d'où Riolan infère que Galien n'était pas favorable à ce mode de Traditive (2). Voilà son argument le plus fort; je me dispense de le réfuter.

Sylvius avait prétendu trouver chez Galien une proscription des dessins anatomiques, dans un passage où, quand on n'est point prévenu, on ne voit qu'une épigramme contre quelques mauvais dessinateurs qu'il caractérise. Galien en voulait à

(1) *Lib.* 8.

(2) *Anthropograph.*, *lib.* 1, *cap.* 16.

des imposteurs qui, sans s'être livrés à l'étude des végétaux, sans avoir vu les plantes, même en songe, s'avisaient de les décrire et d'en faire des dessins mensongers : il les assimilait à certains crieurs publics, qui se chargent de faire le signalement d'un esclave fugitif, quoiqu'ils ne l'aient jamais vu. Que leur arrive-t-il? continue Galien. C'est que l'esclave que l'on cherche est à côté du crieur, et que personne ne le reconnaît. Là-dessus SYLVIUS dit : *Sed ne plantas quidem ipsas pingi* GALENUS *permiserit, initio libri sexti de facult. simpl. med.* Sa mauvaise humeur l'a porté à convertir en règle générale une raillerie que GALIEN dirige seulement contre des individus qu'il désigne et qu'il immole à la risée (1).

Ce n'est donc pas d'après des citations pareilles, que je puis croire que GALIEN rejetait l'Iconologie Anatomique.

2° L'improbation des planches anatomiques, prononcée par J. SYLVIUS, est d'une dureté qui serait

(1) Je transcris le passage de GALIEN : *Abstinendum ab Andreâ est, aliisque similiter mendacibus : multòque etiam magis fugiendus Pamphilus, qui ne per somnium quidem herbas vidit, quarum aggreditur figuras perscribere. Nam id genus hominum (quomodò assimilavit eos Heraclides tarentinus) simillimum est præconibus, qui formam ac notas fugitivi mancipii, licet ipsi non viderint unquam, præconio tamen publicant : notas enim ab aliis qui nôrunt accipiunt, et ceu cantilenam eas proferunt : ut si fortè is, quem præconio indicant, propè adsisteret, agnoscere tamen non possent.*

décourageante, si l'on ne savait pas quel est le livre où se trouve cette sentence. Après avoir lu l'ouvrage fameux de VÉSALE, et y avoir remarqué un grand nombre de diatribes contre GALIEN, il publia un écrit ayant pour titre : *Vœsani* (1) *cujusdam calumniarum in Hippocratis Galenique rem anatomicam depulsio.* En voici la dernière phrase : « Si dans ce fatras de paroles remplies de » fausses accusations, on trouve quelque chose qui » mérite d'être lu (car il n'y a pas de livre qui soit » mauvais de tout point), c'est bien peu ; vous » pourrez le renfermer dans une feuille de papier, » pourvu que vous considériez comme un grimoire (2) obscur et tout-à-fait inutile, et les dessins ombrés, et les caractères destinés à les indiquer, et que vous pensiez que ces dessins et leurs » indications causent, dans la lecture, plus de retardement que de profit, principalement aux » médecins, pour qui *l'art est long et la vie courte,* » et qui doivent tenir constamment les diverses parties du corps humain disséquées, non simplement » dans des peintures ou dans des livres, mais bien » sous leurs yeux et entre leurs mains, comme il » ne faut pas avoir la prétention de former le pilote, » le général, avec des images. »

(1) Métaplasme satirique qui rappelle le nom *Vesalii.*

(2) C'est ainsi que je traduis *rem superstitiosam et obscurissimam et planè inutilem.*

Cela n'est pas non plus susceptible de réfutation.

3° Quant à RIOLAN, il se contente de rassembler divers passages contre la représentation des objets de la Nature ; le résultat de toute cette érudition se réduit à dire qu'il vaut mieux s'instruire en Anatomie par l'inspection du cadavre, que par l'étude des planches, ce dont personne n'a jamais douté.

4° DESAULT a souvent montré son aversion pour ce mode de propager l'Anatomie, dans ses leçons orales ; j'ignore s'il a écrit ses pensées à cet égard. Mais comme BICHAT, son élève, a parlé dans le même sens, nous pouvons croire que leurs raisons contre l'Iconologie Anatomique, sont toutes renfermées dans le discours préliminaire du *Traité d'Anatomie descriptive* (1).

5° La sortie de BICHAT contre les planches anatomiques n'est qu'une paraphrase déclamatoire de l'avis de RIOLAN. Personne assurément ne veut contester que la *réalité* ne vaille mieux que l'image. Mais pour tirer de cette vérité admise par tout le monde, une condamnation des figures anatomiques, il a fallu qu'il existât dans l'esprit de l'auteur une série de préjugés, sans lesquels il ne serait pas arrivé à une si étrange conclusion.

(*a*) Il suppose qu'une figure est regardée comme une *substitution* mise à la place de l'objet naturel. La vérité est qu'une figure est un moyen de faire

(1) Article V.

naître dans notre esprit une image plus correcte, plus exacte, plus prompte que celle que l'on cherche à produire par les meilleures descriptions littérales, soit écrites, soit exprimées oralement.

(*b*) Il suppose que les figures pour chaque objet doivent être si nombreuses, et par conséquent si dispendieuses, que la contemplation de l'image est plus difficile que celle des objets réels. Il est bien clair qu'il part de cette idée : qu'il dépend toujours de nous de choisir entre une figure et un cadavre. Il ne s'adresse donc qu'aux habitués du grand Hôtel-Dieu de Paris, ou à ceux des hôpitaux des grandes villes, telles que Londres, Pétersbourg.

(*c*) S'il pense à nous qui sommes loin de ces grands rassemblemens, il suppose du moins que les hommes n'éprouvent plus ce sentiment qui nous portait à prendre soin de notre cadavre, de celui de nos amis ou de nos proches, et que par conséquent les cadavres sont ou seront extrêmement communs. Mais je ne vois pas qu'il en soit ainsi, ni à cette époque, ni prochainement. Les lois civiles, la Morale Publique, la décence sur le respect des morts sont toujours en vigueur. Les temps amènent, sans doute, des mœurs différentes, mais il me semble que les sentimens naturels restent les mêmes. Si l'Hygiène Publique ne nous permet pas d'élever des mausolées dans les églises, nous les construisons dans les cimetières. La littérature qui, dit-on, représente dans son cours les vicissitudes des usages, des coutumes, des goûts, nous montre la piété pour les morts toujours la même ; on loue à cet égard ce qui a été toujours loué, et aujourd'hui comme autrefois, les cadavres héritent des sentimens que nous avions pour les individus, quand ils étaient vivans. La Philosophie et l'intérêt de la science ont beau condamner nos ménagemens pour les restes humains; nous convenons de tout, quand il s'agit d'inconnus et d'indifférens ; mais nous voulons faire une exception pour nous, pour nos parens et pour nos amis. Un de nos contemporains, qui n'est ni un ignorant, ni un superstitieux, ni un ennemi des lumières, a trouvé *sublime* le sentiment qu'Homère exprime, quand il représente Achille, pleurant près du corps de Patrocle ; se préparant à venger sa mort ; et disant à Thetis qui lui a porté son armure divine : « Je m'armerai » donc, mais je crains que des mouches avides, se » glissant dans les blessures faites par l'airain au » fils valeureux de Ménétius, n'y engendrent les » vers du tombeau, et que la corruption ne souille » ce corps où la vie est éteinte (1). » Or, celui qui admire cette disposition d'âme, et qui, par conséquent, sent comme Homère, c'est M. Tissot (2).

(1) Iliade d'Homère, nouvelle traduction en prose, précédée d'un Discours sur l'Histoire de la Poésie, par MM. Thomas, A. Renouvier et A. C***. Paris, 1810, 2 vol. *in*-8°, fig. (Chant 19.)

(2) Études sur l'Énéïde de Virgile.

En Angleterre, la *classe populaire* paraît sentir encore de même, puisqu'elle exprime fortement ses *répugnances pour les dissections*, et qu'à ce sujet elle fait des réclamations contre le bill de la réforme.

Il y a quelques hommes sans doute qui paraissent ne se point soucier *réellement* de leur cadavre ; mais BICHAT aurait eu tort de compter sur cette manière de sentir, pour la propagation de l'Anatomie. Le nombre de ces indifférens est extrêmement rare : on ne les trouve guère que parmi les hommes dignes de la canonisation, et parmi ceux qui se piquent de cynisme. BAYLE affirme que « FRANÇOIS-DE-SALES, » qui est un des plus grands saints de l'Église ro- » maine, légua son corps pour l'usage de la Méde- » cine, et qu'il était prêt à l'abandonner aux » Chirurgiens pour servir à leur instruction (1). »

(1) Critique de l'Hist. du Calvinisme, p. 276. V. TEISSIER, Élog. des Hommes savans, 4.e édition, 1715, T. 2, p. 456. WEPFER, dont la dernière maladie fut le sujet d'un problème, prescrivit l'ouverture de son cadavre. Cette philosophie se trouve chez un homme dont la mort est ainsi racontée par ses neveux : *Inter liberorum et adstantium preces fide in Christum plenus reddidit pater pius, probus, optimus, æternâ memoriâ dignissimus* (MEMOR. WEPFERIANA), en tête de l'ouvrage intitulé, *de Morbis capitis*... Au reste, le fameux MERCURIALIS avait aussi recommandé à sa famille l'ouverture de son cadavre, pour vérifier le diagnostic de sa maladie, qui était un calcul rénal ; mais un de ses historiens dit : « *Il mourut fort* » *chrétiennement l'an* 1606. » Isaac BULLARD, *Académie des Sciences et des Arts*, tom. 2, liv. 2.

Cet héroïsme sera toujours rare ; souhaitons que la dépravation qui produit le même résultat, le soit encore davantage.

(*d*) BICHAT suppose que les planches anatomiques sont regardées comme la source première et suffisante de l'instruction anatomique. Mais la vérité est qu'elles sont considérées comme des moyens de conservation, de propagation, de réminiscence, plus sûrs et plus durables que les autres. Il suppose que la remembrance a besoin des mêmes moyens que la première connaissance, et l'expérience nous prouve qu'il n'en est pas ainsi. Il suppose que l'éducation anatomique est la même pour tout le monde, et que cette éducation se fait toujours par *Autotomie*. La vérité est que la dissection est indispensable pour celui qui doit exercer les opérations chirurgicales ; tandis que celui qui renonce à cette pratique peut se contenter de l'*Autopsie* ; d'autant que la connaissance des maladies internes exige des études mentales extrêmement longues.

Ce que je trouve de plus vrai dans cet article de BICHAT, c'est ce passage : « Pour tout voir dans » une planche, il faut un œil exercé au Dessin, » comme pour tout entendre dans le Chant, il » faut une oreille exercée à la Musique. L'étude » du moyen devrait donc précéder ici celle de la » science ; mais n'est-ce pas assez de la difficulté » de l'une, sans y joindre encore les longueurs de » l'autre ?..... » Cette déclaration est peut-être le secret de tous ceux qui ont parlé contre les planches anatomiques. Par une disposition négative originelle, ou à cause de quelque lacune dans leur éducation, ils ont haï le Dessin, comme VOLTAIRE haïssait la Musique. Au lieu de se taire sur des biens que la Nature ou les circonstances leur avaient refusés, ils s'irritaient de voir que d'autres pussent jouir d'avantages qui n'étaient pas à leur portée (1).

§ 28. *Utilité de la Collection de Dessins de la Faculté, pour exercer nos Élèves à l'Iconologie Anatomique.*

La lecture du Monochrôme n'est point le résultat immédiat d'une sensation; c'est un art qui a besoin d'application et de réflexion. On peut avoir plus ou moins d'aptitude à l'acquérir: ceux en qui la disposition naturelle se montre, feront très-bien de la développer : l'étude de cette langue leur promet du plaisir, du profit, et une épargne de temps. Quant à ceux en qui les dispositions sont négatives, il leur convient de ne pas lutter contre la Nature; de renoncer à une étude à laquelle ils ne sont pas propres; de s'en dédommager par d'autres moyens mnémoniques; et surtout de ne point improuver des choses qu'ils ne conçoivent pas.

(1) Voyez ce que dit GRETRY sur la manière dont VOLTAIRE recevait l'impression de la musique. Essais sur la Musique. Paris, an V, tom. 3, pag. 271.

Qu'il y ait des personnes incapables de *sentir* le Dessin proprement dit, il n'en faut pas douter. Il nous suffira d'en citer un exemple :

« Charles COYPEL, Premier Peintre du Roi, avait » un élève de la première distinction, et maître du » plus précieux cabinet de tableaux de Paris. Un » jour que cet élève, peignant ou dessinant d'après » nature, avait fait une partie vue en raccourci, » aussi longue qu'elle était réellement dans l'objet » naturel, COYPEL l'en avertit et lui expliqua ce » que c'est qu'un raccourci, la nécessité de l'ob- » server et de le représenter tel qu'on le voit, et » non pas dans sa proportion vraie. L'élève, peu » satisfait des raisons du maître, quoiqu'elles dus- » sent être bonnes, lui dit : *Vous autres artistes,* » *vous avez d'étranges préjugés et des méthodes* » *bien fausses. Regardez mes deux bras, y en a-t-il* » *un plus court que l'autre? Pourquoi chercher* » *tous ces raffinemens; que n'imitez-vous la na-* » *ture comme elle est?* Et cet élève, *d'un esprit* » *vif et pénétrant*, savant d'ailleurs en grec, » hébreu, latin et dans toutes les parties des belles- » lettres, était assez avancé pour travailler d'après » le naturel, sans cependant sentir l'effet et la » vérité d'un raccourci (1). »

Ce ne sont pas des hommes constitués de cette manière que l'on a prétendu exercer à l'Icono-

(1) Et. FALCONET, Observ. sur la statue de MARC-AURÈLE.

logie, mais bien ceux qui ont des dispositions communes.

Pour développer progressivement l'aptitude naturelle des commençans, on a réuni une série de représentations, sans lesquelles l'interprétation devient toujours plus difficile, depuis la peinture qui est presque identique avec son modèle, jusqu'au croquis le plus léger et le plus informe. Ainsi, quoique cette Collection ne dût comprendre que des Dessins, M. ATGER admit quelques tableaux qui se rapportent à cette intention, et dont quelques-uns ont été donnés par M. BESTIEU, peintre, ancien Professeur de l'Académie de Dessin, et Conservateur de l'ancien *Musée* de Montpellier. Je cite pour exemple de cette partie de la Collection, un portrait dont l'auteur est FAUCHIER d'Aix, et le sujet, Jean-Baptiste de LA ROSE, peintre, de qui l'abbé de MONVILLE dit qu'il était très-distingué par son talent pour les marines (1). Ce portrait attire tous les yeux. Le public y a trouvé une justification de l'éloge que l'Abbé de MONVILLE a fait de l'auteur. « LOUIS, duc » de Vendôme, Gouverneur de Provence, étant venu » à Paris ...... fit faire son portrait par MIGNARD. Ce » prince avait amené un jeune homme d'Aix, nommé » Laurent FAUCHIER, auquel la Nature avait donné » un goût et un talent particulier pour la Peinture. » Le Duc de Vendôme qui s'aperçut, pendant qu'on

(1) Vie de Pierre MIGNARD, par l'abbé de MONVILLE, 1730, *in*-12, pag. 52.

» le peignait, de l'extrême attention du jeune pro-
» vençal, *Monsieur* MIGNARD, dit-il, *prenez garde,*
» *vous avez derrière vous un homme qui vous dé-*
» *robe votre art.* Ces paroles et les instances du
» protecteur de FAUCHIER engagèrent MIGNARD à le
» prendre auprès de lui. L'inclination s'y joignit,
» et il en fit en peu de temps un excellent peintre
» de portrait. FAUCHIER, retourné dans sa patrie, y
» acquit tant de réputation, que le père BOUGEREL,
» de l'Oratoire, son compatriote, a cru le devoir
» mettre au nombre des hommes illustres de Pro-
» vence, à l'histoire desquels il travaille, et que
» le public attend avec une juste impatience (1). »

Les dessins polychrômes présentant le même genre de représentation que les tableaux, nous pouvons les ranger immédiatement après ces derniers, par rapport à l'affaiblissement de l'illusion qu'il faut étudier. J'indique ici un beau dessin colorié de RIGAUD, et les aquarelles de NATOIRE. Ensuite viennent les esquisses à divers degrés.

Les camaïeux qui forment la grande majorité de la Collection, considérés sous le rapport que j'indique, peuvent former une série décroissante, relativement à la représentation, et qui exigera de la part des lecteurs une progression croissante de l'intelligence, puisque l'esprit du spectateur doit pouvoir suppléer au dessin tout ce qui est *sous-entendu.*

(1) Vie de MIGNAD citée, pag. 74.

On a réuni dans ce cabinet des productions de tous les genres : Académies, sujets d'Histoire, Batailles, Portraits, Caricatures, Animaux, Paysages, compositions d'Architecture, Ruines, Ornemens, Nature morte, Objets fantastiques, tous ont été admis.

On n'a rien négligé pour donner de l'intérêt à la Collection : mérite de chaque pièce, variété dans l'ensemble, célébrité des noms, tout s'y trouve réuni.

Tout cela se rapporte à l'Iconologie en général; mais le bienfaiteur n'a pas oublié dans le choix des pièces ce qui pouvait se rapporter particulièrement à la spécialité locale. Parmi les dessins il en est beaucoup où l'on voit des espèces des deux règnes organiques, ce qui ne peut pas être indifférent à ceux qui sont obligés d'étudier au moins les ordres de tous les êtres vivans. D'ailleurs les espèces se voient ici autrement que dans les livres d'Histoire Naturelle. Dans les planches on ne voit guère que les formes des animaux; dans les dessins dont il s'agit, on voit leurs actions, leurs affections, leurs mœurs. Après avoir parcouru les figures de BUFFON et de ses successeurs, on apprend encore quelque chose dans les dessins d'OUDRY, de BESSA; dans les jolis croquis de BREUGHEL, dit *de velours*; et dans les beaux dessins terminés d'oiseaux faits par RIEDINGER (1).

(1) RIEDINGER (Jean-Elie). Ce célèbre artiste, né à Ulm, en 1695, mort à Augsbourg, en 1767, excellait dans la

Mais quelque nombreux et variés que soient les objets représentés dans ce cabinet, la figure humaine domine d'une manière sensible. Le bienfaiteur a senti que l'homme est ce qui nous occupe essentiellement ; aussi nous le montre-t-il sous toutes les faces et à toutes les époques de sa vie.

Les personnes qui n'ont jamais réfléchi sur la connaissance des formes de l'homme, ne peuvent pas croire qu'elle puisse être l'objet d'une étude, et que l'habitude de se voir soi-même et de jeter les yeux sur ses semblables, ne suffit pas pour acquérir sur cela toutes les notions dont le médecin a besoin. Mais pour se détromper, il leur suffira de regarder les représentations de la figure humaine que l'on trouve dans les sculptures et les peintures des siècles de barbarie. LANZI a vu avec étonnement, dans une église de Milan, une frise qui date du 10e siècle, où les figures humaines ont les proportions des nains, et « dont les mains énor- » mes, ou les têtes monstrueuses, étaient accom- » pagnées de jambes et de pieds incapables de les » soutenir (1) ». Il ne conçoit pas que les Artistes

peinture des animaux. Ses connaissances profondes en Anatomie-Comparée, et une longue habitude d'observation l'avaient mis à même de représenter, avec une vérité étonnante, les *attitudes* des diverses espèces, ainsi que les *passions* qui les animent et les caractérisent.

(1) LANZI (*Luigi*), *Storia pittorica della Italia dal resurgimento delle belle arti fin presso al fine del XVIII secolo. Bassano*, 1809 (*6 vol. gr. in-8° ; Scuola milan*).

aient pu être aussi ignorans. En effet, il semble que cette dégradation de l'Art décèle plus que de l'ignorance, et que les ouvriers sont tombés bien au-dessous du sens le plus commun.

Ce qu'il y a de singulier, c'est que des hommes instruits, qui n'ont pas profondément réfléchi sur les proportions et les formes de la figure humaine, et qui sont dans l'obligation de représenter cette figure par des lignes, sans en avoir acquis une habitude suffisante, font ces dessins avec une incorrection qui les étonne eux-mêmes. Je citerai pour exemple les figures grotesques que Franklin avait faites pour éclaircir une lettre qu'il avait écrite à l'abbé Morelet. L'objet de cette lettre était d'établir comiquement que la conformation de notre extrémité supérieure a pour cause finale de nous donner le moyen de vider un verre de vin dans notre bouche (1).

Parmi les causes qui nous empêchent de connaître explicitement les vraies formes du corps humain, au défaut d'attention (qui est la principale), on a de bonne heure ajouté les vêtemens qui enveloppent le corps. Depuis la renaissance des Arts, les Écoles de Peinture ont toujours institué un cabinet pour le *nu*. Quand on n'a pas pu se procurer des modèles vivans, on a eu recours à des figures bien choisies (2). La plupart des Peintres qui ont

(1) Mémoire de l'abbé Morelet, tome II.

(2) Bellori, *Vite de' pittori, scultori et architecti moderni. Roma*, 1728, *in*-4°, fig. (Vita d'Annibale Carraccio.)

eu du zèle et du goût pour l'enseignement, se sont appliqués à laisser à la postérité des figures humaines nues, dont l'objet principal était purement didactique. C'est ainsi que l'on a considéré la plupart des académies isolées, et quelquefois même de grandes compositions; par exemple, on montre, au voisinage de Crémone, une suite de sujets ayant pour titre *les travaux d'Hercule*, peints par Jules Campi, peintre fameux, du commencement du seizième siècle, série de compositions que l'on a regardée comme une école du *nu*.

L'étude des parties disséquées ne nous dispense pas de l'étude spéciale de la figure humaine entière : sans celle-ci, tel qui démontrerait parfaitement toutes les parties, serait incapable d'en décrire exactement les formes générales. Ce n'est donc pas sans de bons motifs que le Donateur a placé dans le cabinet un grand nombre d'académies très-variées. Il a désiré qu'elles attirassent l'attention de l'Élève, par leur caractère, par leur correction, par leur expression, et sans doute aussi par la réputation de leurs auteurs. Il a voulu qu'elles formassent une introduction à l'Anatomie. Il serait utile d'examiner ces dessins, un traité d'Anthropométrie à la main (1), afin de forcer l'esprit et l'œil à se pénétrer des proportions.

(1) L'ouvrage d'Elsholz ayant pour titre, *Anthropometria, sive de mutuâ membrorum corporis humani proportione et*

Parmi les compositions historiques réunies dans cette Collection, il y en a beaucoup où le *nu* est présenté à tous les degrés du Dessin, et à tous les âges de l'homme.

Un Médecin qui se sera suffisamment occupé de cette espèce d'Anatomie externe, pourra s'interposer entre certaines questions de fait qui sont en litige dans la critique des Beaux-Arts.

Par exemple, VOLTAIRE (1) a censuré le fameux groupe antique du Laocoon, en disant que dans ce groupe le père est représenté comme un géant, tandis que les fils, qu'il suppose deux grands garçons de vingt ans, sont comme des pygmées. FALCONET (2) a pris la défense de ce chef-d'œuvre. Il a fait voir que rien n'obligeait les Sculpteurs à représenter les enfans comme âgés de vingt ans (3). Ils les ont

nævorum hermoniâ Libellus, (Patavii, 1654, in-4°.), n'est point à mépriser; mais l'Auteur est trop superstitieux, et ses figures trop insignifiantes.

(1) Questions sur l'Encyclopédie, article *Enchantement.*

(2) Œuvres d'Et. FALCONET, contenant plusieurs écrits relatifs aux Beaux-Arts. Lausanne, 1782, 6 vol. in-8°., tom. 2, pag. 289.

(3) FALCONET a vu à Amsterdam un petit groupe antique, représentant le même sujet, où l'un des enfans mort ou mourant, a quatorze ans, et l'autre quatre ans. Dans un dessin d'un Virgile manuscrit du 4.ᵉ siècle, conservé dans la Bibliothèque du Vatican, les deux enfans de LAOCOON sont beaucoup plus petits : celui qui est à droite peut avoir un an, et l'autre tout au plus deux. Cette figure a été gravée

supposés, l'un de dix ans et l'autre de quatorze; c'est ce qu'il faut conclure de la stature de ces enfans comparée à celle du père. Cependant FALCONET paraît craindre que sa réfutation ne soit pas sans réplique; il semble appréhender qu'il n'y ait quelque chose à redire sur les petites figures, et il se retranche sur je ne sais quel *prestige de l'Art*, dont tout le monde ne sera pas convaincu.

Il me semble que l'homme qui a étudié l'Anthropométrie, pensera, comme FALCONET, que l'âge des fils est arbitraire; mais il saura que, quand une fois la taille a fixé l'âge, les proportions particulières des diverses parties de chaque figure sont réglées par la Nature, et qu'il ne s'agit plus que de mesurer. Si la tête et les divers membres sont les aliquotes prescrites de la hauteur complète, quel reproche pourrait-on faire aux artistes sous ce rapport? Dans le cas contraire, je doute qu'il y eût possibilité de les justifier.

Les académies du cabinet Atger sont d'autant plus précieuses, qu'il doit être difficile d'en trouver de pareilles dans les Écoles de Dessin. On sait que vers le milieu du dernier siècle il s'introduisit dans l'Art un mauvais goût composé d'afféterie et de charge, dont le public s'engoua. Quelques Artistes d'un vrai mérite, parmi lesquels il faut ranger notre

dans le Virgile publié par le père AMBROGI, d'après le manuscrit Laurentien, Romæ, 1764, in-fol., tom. 2, pag. 69.

VIEN, s'opposèrent à ce torrent; mais ils ne purent retenir les amateurs et les élèves qu'en exagérant le mérite de l'Antique. Il en a résulté que les Écoles sont tombées dans un excès opposé, et que le style, quoique plus près du bon goût, est une *manière.* Ce même VIEN qui dans sa jeunesse a tant lutté contre BOUCHER et ses disciples, s'est cru obligé d'écrire contre l'abus de l'Antique, et de chercher à ramener le public *à la Nature* (1). Sans me mêler d'une dispute d'Æsthétique pour laquelle je suis incompétent, je ne crains pas de dire que dans l'étude de l'Anthropométrie, nos élèves doivent se familiariser avec la Nature proprement dite. Or, il y a eu quelques maîtres qui se sont garantis des deux goûts opposés, et qui sont restés fidèles à cette vérité générale, même dans des cas où ils n'avaient pas le pouvoir de choisir les formes. La plupart de nos académies sont l'ouvrage de ces Dessinateurs *naturistes*, et si la Didactique médicale avait présidé à l'acquisition de ces dessins, elle n'aurait pas fait autrement que n'a fait le Bienfaiteur.

(1) PAUSANIAS FRANÇAIS, salon de 1806, Notice sur VIEN.

TROISIÈME PARTIE.

APPLICATION DE L'ART DU DESSIN A LA DIDACTIQUE DE LA BIOGRAPHIE HUMAINE.

§ 1. *Ce que l'on entend en Médecine par Biographie.*

La Biographie est une des grandes parties de l'Histoire Naturelle de l'homme. Elle a pour objet la description historique de tous les changemens qui se succèdent dans la durée de l'homme vivant, depuis l'instant de sa formation jusqu'après sa mort. Cette succession de phénomènes appréciables est ce que l'on appelle *vie* dans le sens le plus concret.

Le mot *vie* peut avoir diverses acceptions. Outre celle que nous venons d'indiquer, il en est une autre suivant laquelle la *vie* est l'histoire morale d'un individu; une troisième suivant laquelle on appelle *vie* la *cause*, quelle qu'elle soit, qui établit une différence entre les agrégats vivans et les corps bruts. Mais ici j'emploie cette expression suivant le premier sens : cela suffit pour éclaircir la définition de la Biographie.

En passant, on observera que le mot *vie* a un sens plus étendu que l'expression *vita humana* de Haller, puisqu'il ne la date que du moment de la naissance de l'enfant (1).

§ 2. *Service que le Dessin peut rendre à la Biographie.*

Les phénomènes qui composent la vie sont pour la plupart des faits transitifs. La succession est de l'essence de leur existence. Il semble d'après cela que la Biographie est inaccessible à une description iconique, qui de sa nature est permanente. Cependant la partie la plus importante de l'Art, savoir la Peinture Historique, est fondée sur la possibilité de représenter sur une surface, pour ainsi dire, les mouvemens successifs de la vie humaine. On sait en quoi consite cette représentation : quand nous connaissons, d'après l'expérience, le commencement et la fin d'un mouvement transitif, l'image de l'individu qui a commencé à l'opérer, produit en nous l'idée de la succession de tous les élémens antérieurs et postérieurs de cet acte.

Mais quand tous les élémens de l'acte ne nous sont pas connus, le Dessin ne peut nous instruire suffisamment qu'en représentant, l'un après l'autre, tous les instans successifs du phénomène complet.

(1) Halleri (*Alberti* van) *Elementa physiologiæ corporis humani. Laus. et Bern.* 1757-66. 8 *vol. in*-4°. (Vid. tom. 8, part. second.)

C'est seulement par cette série d'images que l'enseignement est alors parfait.

Il est quelquefois extrêmement difficile de montrer, iconiquement, un mouvement continu, dont on ne peut voir ni la cause ni le but. Dans une carte topographique on ne peut pas représenter directement le cours de l'eau d'une rivière. On indique cette direction par l'image d'une flèche; mais ce moyen n'est point iconique : il est purement conventionnel. Je l'ai déjà dit : cette ressource me semble devoir être permise. M. Carus s'en est servi dans les figures qu'il a faites pour représenter l'évolution du fœtus. Comme il lui importait de noter les courans des mouvemens qui se passent dans l'embryon, il les a fait connaître par des flèches (1). M. Dugès a eu recours au même stratagème pour décrire conventionnellement la circulation du sang dans le fœtus (2). Il en a fait de même pour marquer la direction des mouvemens du forceps, dans l'acte de l'accouchement artificiel.

Quand je dis que dans ce dernier cas l'*enseignement est parfait*, je ne prétends pas avancer que le lecteur a saisi tout ce qui était à sa portée. Mon intention est de dire que les *faits* sensibles sont parvenus directement ou indirectement à sa con-

(1) Vid. *Erlauterungstafeln zur vergleichenden anatomie. Lipsiæ*, 1826, *heft I atq. II*, *cum tab. anatom. comparativ. illustrant.* (*Pars III*, *Lipsiæ*, 1831, *in-fol. max. cum fig.*)

(2) Manuel d'Obstétrique, Paris, 1826, in-18, fig. 16.

naissance, et qu'il possède sur cette matière tout ce qu'il lui restait à acquérir. Quant à la liaison des faits successifs, au mode de génération qui les enchaîne, nous ne les apercevons ni dans la représentation ni dans la nature : cette détermination est du ressort de l'intelligence. L'application immédiate de nos sens sur les corps où ces phénomènes s'opèrent, ne nous instruit pas plus que l'image : aussi dans l'observation des faits naturels, comme dans la contemplation de leur figure, nous devons toujours obéir au précepte qu'on lit sous le portrait de Casserius, qui est représenté disséquant une main (1) : *Rimatur manus apta manum ; mens, erue mentem*. Après que la main a fait découvrir tout ce qu'il est possible d'y voir, l'esprit se dégage de ces entraves, et se livre à des investigations plus élevées.

§ 3. *Division générale des actes vitaux qui peuvent être exprimés par des moyens iconiques.*

Conformément au titre de cette troisième partie, je m'abstiens de parler des états *permanens* qui peuvent se trouver dans l'individu, et dont l'existence n'est pas dépendante de la cause de la vie. Ces états, tels que des difformités originelles, des luxations,

(1) Casserii (*Julii*) *De vocis auditûsque organis historia anatomica.... Tractatibus duobus explicata, etc. Ferrariæ*, 1600, *in-fol. fig.*

des hernies, des exostoses incurables, etc., doivent être mis au rang des objets purement anatomiques ; étant stationnaires, nous n'y apercevons pas un progrès vital. Or, ici notre intention était seulement d'examiner quels sont les services que l'Art pouvait rendre à la conservation et à la propagation des connaissances que nous avons sur la Biographie.

Je rapporte à quatre chefs les divers phénomènes vitaux que nous apercevons par la vue : ce sont, 1° l'épanouissement vital ; 2° les colorations ; 3° les métaboles substantielles et formelles ; 4° le schématisme.

§ 4. *Représentation de l'épanouissement vital.*

L'épanouissement vital, *Turgor*, est ce développement que l'on trouve toujours dans les parties molles de l'homme vivant, et qui est le principe de leur morbidesse. L'état opposé est l'affaissement et la roideur de la mort.

Les Artistes qui ont étudié la Nature, ont très-bien vu qu'un homme vivant, étendu, dans l'immobilité la plus parfaite, ne pourrait pas être confondu avec un cadavre, pourvu qu'il fût à la portée de l'explorateur. Il me semble, en effet, qu'abstraction faite de la position des membres, et en ne faisant attention qu'au relief du corps sur le sol, le vivant fait une saillie bien plus forte que celle du mort.

L'Ariadne antique, ou, si l'on veut, la Cléopâtre, est un individu vivant. Dans la Vierge *au linge* de RAPHAËL, l'enfant JÉSUS, étendu, n'est pas plus mort dans une estampe que dans le tableau. Dans la peste d'Israël par MIGNARD, il me suffit de la comparaison de l'*affaissement* et de l'*épanouissement*, pour être certain que dans un groupe du troisième plan, l'enfant étendu sur les genoux de sa mère est mort; que la mère est mourante, et que l'aïeule n'est point encore atteinte de l'épidémie. Dans une gravure de PESNE, d'après POUSSIN, je vois JÉSUS nu, étendu sur la terre, et je ne puis pas douter de sa mort; je ne suis pas aussi sûr de celle de l'enfant de la mauvaise mère, dans le *jugement de Salomon*, du même auteur. Dans une petite gravure de CALLOT, où il s'agit de la fin de sainte Magdeleine, si la mort n'est pas complète, elle est au moins bien avancée.

§ 5. *Colorations.*

Un grand nombre de modes vitaux se spécifient par des couleurs diverses. Ces accidens varient ou par des altérations survenues dans toute la substance du corps, ou par des changemens de la constitution des fluides qui le pénètrent, ou par des dispositions intimes, différentes de ses molécules.

On peut dire que tout changement de couleur dans un corps vivant est le témoignage d'un changement de mode vital. Nous ne pouvons pas dire d'une manière absolue, que réciproquement tout changement de mode vital amène un changement de couleur, mais il faut convenir que c'est assez fréquent. Il s'ensuit que parmi les circonstances visibles qui caractérisent les phénomènes transitifs de la vie, et qu'il importerait le plus de représenter dans la biographie pittoresque, ce sont les couleurs.

Aussi les Modernes qui ont voulu populariser la Symptomatologie par le moyen des Arts du Dessin, ont eu recours au Dessin Polychrôme. MM. ALIBERT, PARISET (1), CRUVEILHIER (2), Astl. COOPER (3), Madame BOIVIN et M. DUGÈS (4) n'ont pas cru pouvoir rendre les caractères essentiels de certaines affections, sans présenter les couleurs qui contribuent tant à leur manifestation.

Tout le monde sera dans le même sentiment; mais je désire qu'on ne méconnaisse par le pouvoir du Monochrôme. Les couleurs ne diffèrent pas seulement par leur teinte spécifique, mais encore par leur vivacité, ou, comme disent les Peintres, par leur *chaleur*. Or, le Monochrôme est capable d'imiter

(1) Observations sur la fièvre jaune, faites à Cadix, en 1819, par MM. PARISET et MAZET, et rédigées par M. PARISET. Paris, 1820, gr. in-4°, avec fig. color.

(2) Ouvr. cit.

(3) *Illustrations of the diseases of the breast.* Lond., 1829 (grand in-4°, fig. color.)

(4) Traité-Pratique des maladies de l'utérus et de ses annexes, etc. Paris, 1833, 2 vol. in-8° et Atlas in-fol., de 41 planches gravées et coloriées.

ces circonstances accessoires, et de faire naître dans l'âme l'idée des qualités essentielles qu'elles accompagnent ordinairement. On sait que d'habiles graveurs font distinguer, non-seulement la matière des étoffes, mais les catégories de leurs couleurs. Ils ne confondent pas une robe de velours avec une robe de satin, ni la couleur verte de l'une avec la couleur noire de l'autre.

Le clair-obscur et la direction des hachures suffisent peut-être pour cette espèce de prestige. J'ignore, du moins, les autres secrets de l'Art. Quoi qu'il en soit, il m'a semblé que les grands Artistes avaient distingué quelquefois des nuances de couleurs extrêmement délicates; par exemple (je ne sais s'il y a prévention de ma part, ou si réellement le Monochrôme peut aller jusqu'à ce point), je crois distinguer, dans la *Mort de* Germanicus, de Poussin, gravée par Chasteau, la couleur livide du Héros faisant les derniers adieux à ses officiers et à sa famille, d'avec la pâleur de *saint Étienne mourant*, dans une gravure de P.-J.-B. Pouilly, d'après le tableau de Le Brun.

§ 6. *Représentation des Métaboles substantielles.*

J'entends par *Métabole substantielle* tout changement que la cause de la vie peut produire dans le système, non par de simples dispositions variables des membres ou des organes, mais par une véritable altération de la constitution des parties où le changement s'opère. Je ne donnerais pas ce nom à une expansion ou à une contraction qui change le volume du corps vivant en plus ou en moins ; mais j'appellerais ainsi une acquisition ou une perte de matière, qui changerait ou les dimensions, ou les proportions du corps observé.

Les Métaboles vitales qui surviennent dans le cours de la vie, peuvent être rangées en deux classes, 1° les unes, *naturelles*, sont l'effet du développement régulier des phénomènes qui constituent la vie; 2° les autres, *morbides*, se forment lorsque le système vivant, obéissant à des impressions insolites et malfaisantes, opère des changemens extraordinaires.

1° L'Histoire de la formation, de l'accroissement, des métamorphoses, de la destruction des êtres vivans, et particulièrement des animaux, a été le sujet d'une quantité innombrable de figures, par lesquelles on a cherché à faire connaître l'état de tous les instans de ces agrégats. Des Observateurs laborieux ont eu soin de noter dans chaque genre de phénomène métabolique, tous les changemens successifs appréciables qu'ils ont pu étudier. Parmi le grand nombre de ceux à qui nous devons tant de reconnaissance, je cite SWAMMERDAM, RÉAUMUR, pour les métamorphoses des insectes ; FABRICE-D'AQUAPENDENTE, MALPIGHI, HALLER, pour l'Embryogénie; SOEMMERRING, WRISBERG, M. BLUMENBACH, pour le développement du fœtus humain ; KERKRINGIUS, ALBINUS, pour l'Ostéogénie ; M. SERRES, de l'Institut, pour l'évolution du cerveau dans diverses espèces ; les grands Peintres, pour les changemens des divers âges ; CAMPER, BUFFON, M. BLUMENBACH, pour les variétés des races humaines.

Il y aurait de l'ingratitude à ne pas rappeler ceux qui, pour observer et décrire ces mutations successives, ont été obligés de les explorer au moyen du microscope. L'histoire de ces recherches est essentiellement iconique, comme on peut s'en convaincre en lisant les ouvrages de LEUWENHOECK, de BUFFON, de OTTO MÜLLER, de GLEICHEN, etc.

2° Les Métaboles substantielles morbides sont fréquemment représentées par les Arts du Dessin. Dans les collections des Académies, on trouve un grand nombre de figures de maladies singulières ; on est souvent fâché que les Historiens n'aient pas assez multiplié les dessins pour nous donner une idée suffisante des phases de ces phénomènes. Comme exemples de Métaboles substantielles morbides, je cite ici les planches des maladies cutanées, par M. ALIBERT, et celles des maladies des yeux, par M. DEMOURS.

§ 7. *Du Schématisme.*

Nous appellerons ici *Schématisme* la connaissance de toutes les figures, des positions, des attitudes, générales ou partielles, dont le corps humain est susceptible. Chacun de ces changemens de forme se nomme *Schéma*.

Les diverses figures sont accidentelles, passagères, dépendantes d'une cause immédiate; dès que cette cause cesse, l'effet disparaît.

Le Schéma est *passif*, quand il est le résultat d'une cause extérieure qui nécessite l'attitude : il est *actif*, lorsqu'il est l'effet de la cause vitale qui en a disposé toutes les parties.

Le Schéma est un mode inséparable de la représentation du corps humain; ainsi, avant d'entreprendre d'exprimer sur la toile une figure humaine, il faut arrêter dans sa pensée le Schéma de cette image. Il caractérise la plupart des états où l'homme peut se trouver; il distingue la mort d'avec la vie, la santé d'avec la maladie, le sommeil d'avec la veille, le repos d'avec l'action. Il spécifie séparément les actes purement vitaux, les instinctifs, les automatiques, les volontaires. Il nous empêche de confondre les mouvemens que la raison dirige, avec ceux que la passion opère.

Toutes ces variations extrêmement nombreuses, que doivent étudier avec le même zèle le Médecin et le Peintre, peuvent être exprimées par le Monochrôme. Les CARRACHES le savaient bien, puisqu'ils avaient contracté une habitude singulière qui se rapportait à ces sortes de recherches. Ils aimaient la Peinture « avec tant de passion, dit l'abbé

» LANZI (1), ils s'en occupaient avec tant d'ardeur, » et ils s'oubliaient eux-mêmes à un tel point, » qu'étant à table, ils avaient auprès d'eux du » papier et des crayons ; et s'ils étaient frappés de » quelque *geste*, de quelque *attitude* favorable à » la peinture, ils en fixaient aussitôt le souvenir » par un croquis. »

On sait qu'ils ne se contentaient pas de dessiner les mouvemens ; ils notaient tout ce qu'il y avait de remarquable dans un individu, caractère physionomique, traits habituels du visage, caricatures, etc.

L'association de pareils artistes et des médecins doit être fort utile à leurs arts respectifs ; les faits qu'ils étudient, et dont il leur importe de conserver la connaissance, sont à peu près les mêmes, quoique le but du Dessinateur et celui du Médecin soient assez différens.

§ 8. *Points de vue différens sous lesquels le Peintre et le Médecin envisagent le Schématisme de l'homme.*

Le Peintre veut représenter l'homme, espérant que la forme de son corps, sa manière d'être, ses pensées, ses affections, ses actes suffiront pour intéresser le spectateur. Ainsi, dans ses études, il se pénètre de figures frappantes, afin que lorsqu'il voudra dessiner la forme humaine, soit histori-

(1) Ouvr. cit. (*Scuola Bolognese.*)

quement, soit poétiquement, il puisse déterminer en nous des sentimens pareils à ceux que produit la nature.

Quand le physiologiste considère l'homme dans l'intention d'en étudier les phénomènes transitifs, il s'occupe spécialement des *causes* qui ont amené ces évènemens. Sa grande affaire est de chercher des *raisons suffisantes*, des *progrès cachés* (1), en un mot, la théorie de tous les faits vitaux qu'il vient d'observer.

Aussi, pendant que l'un cherche à plaire, à toucher, à émouvoir, à produire de l'effet; l'autre n'aspire qu'à expliquer, à s'instruire et à enseigner. Il s'ensuit que le premier s'applique moins à représenter la vérité, qu'à étudier le goût, les opinions, les préjugés, les erreurs même de ceux qui doivent le juger; et que le second, obligé de chercher la réalité des choses, indépendamment des idées du vulgaire, épie la Nature à tous les instans, et fait en sorte de garder le souvenir d'un grand nombre de faits peu connus, que le Peintre ignore, ou qu'il omet à dessein, dans la crainte de passer pour prétentieux.

La conclusion que je tire de tout cela est la suivante : peu de médecins sont capables à la fois et de voir tous les faits vitaux transitifs qu'il nous importe de connaître, et de les exprimer par les moyens du Dessin. Ceux qui ne peuvent pas imiter

(1) BACON, *Novum organum*.

Camper, doivent appeler les Artistes à leur secours. Pour que l'association ait des résultats avantageux, il faut que le Physiologiste entende la langue iconique, et qu'il puisse diriger les interprètes dans l'expression des faits qu'il voit, qu'il conçoit et dont il connaît toutes les significations. Ainsi, en Biographie comme en Anatomie, l'enseignement iconique ne peut être perfectionné que par le concours d'Artistes habiles et de Médecins exercés à l'Iconographie.

Cette conséquence peut être confirmée par ce que dit M. Gerdy de l'imperfection du schématisme des Artistes anciens, principalement dans ce qui concerne les mouvemens volontaires. « Ces notes » prouveront, je l'espère, jusqu'à l'évidence, com- » bien les historiens et les anatomistes eux-mêmes » se sont trompés dans les jugemens trop favora- » bles qu'ils ont portés sur l'exactitude anatomique » des chefs-d'œuvre de l'antiquité. Elles montre- » ront, je crois, que si ces monumens du goût et » du génie des Anciens restent encore sans rivaux, » c'est par la beauté, la grâce, l'élégance et le » grandiose des formes et du dessin. Et peut-être » les Anciens doivent-ils ces qualités précisément à » ce qu'ils s'occupaient beaucoup plus d'embellir la » Nature que de l'imiter. Ces observations concou- » rent à éclairer l'histoire de l'esprit humain chez » les Grecs. Elles montrent que leur imagination » ardente, libre et souvent audacieuse, ne pouvant

» se soumettre au joug de la vérité, ils négligèrent » l'observation de la Nature pour s'abandonner aux » conceptions de leur esprit » (1).

§ 9. *Utilité qu'il y aurait à faire une Histoire du Schématisme Humain, pour connaître l'état actuel de l'enseignement iconique de la Biographie.*

J'ai exprimé le desir de voir une histoire des planches anatomiques, afin de pouvoir jouir des richesses que nous avons sur la Didactique de l'Anatomie. Maintenant je voudrais qu'on nous présentât un pareil inventaire qui pût nous servir à l'enseignement de la Biographie Physiologique.

Les recherches nécessaires pour rassembler ces matériaux seraient d'autant plus avantageuses, qu'ils sont épars, isolés, et qu'on n'a pas songé à en former des collections, ou des bibliothèques semblables à celles que l'on a faites pour les figures anatomiques.

Quelque nombreuses que soient les représentations des actes vitaux, nous ne pourrions pas nous vanter de notre luxe. Elles sont infiniment inférieures aux objets qu'il faudrait décrire. Mais cette histoire n'en serait pas moins utile. En montrant nos besoins, elle ferait naître chez les zélés l'envie

(1) Gerdy, Anatomie des formes extérieures du corps humain, appliquée à la Peinture, à la Sculpture et à la Chirurgie. Paris, 1829, in-8°, avec 3 planches in-fol. (Avertissement, pag. iij).

de les satisfaire : des Médecins Iconologistes s'uniraient avec les Artistes pour travailler à remplir les lacunes qui retardent les progrès des Élèves.

Pour rendre ma pensée, je vais présenter quelques exemples de cas où l'Art du Dessin a pu servir l'enseignement de la Biographie, mais où il est resté, jusqu'à présent, au-dessous de ses moyens.

§ 10. *Représentation de l'état de mort.*

Les Peintres ont rarement représenté la mort de très-près : les règles du goût semblent leur défendre sévèrement ces pénibles images (1).

La vérité historique exige cependant quelquefois la peinture des cadavres; c'est indispensable, par exemple, dans la représentation du supplice des Martyrs, et dans celle des batailles. Mais on a diverses manières de sauver la règle. Le *Christ mort* n'a rien de dégoûtant; cette vue s'accompagne d'un grand nombre d'idées qui excluent la crainte de sentir une odeur fétide (2). Les *Martyrs* sont représentés expirans, mais non pas *morts*. L'*Abel* de M. Fabre meurt encore. Dans la *Résurrection de Lazare*, on ne montre pas le sujet à l'instant où il a été dit *jam fætet*, mais au moment où il commence

(1) ..... *multaque tolles*
Ex oculis..... (Hor., de art. poet., v. 183.)

(2) *Quoniam non relinques animam meam in inferno : nec dabis sanctum tuum videre corruptionem*. Psalm. 15.

à revivre et où les parens expriment leur joie et leur reconnaissance. Dans la *Décollation de saint Jean-Baptiste* le spectacle est désagréable sans doute, mais la vie n'est pas tout-à-fait éteinte : le sang jaillit avec force, la tête pâle n'est pas défigurée, la bouche semble parler encore, et les yeux sont tout-à-fait fermés, ce qui n'aurait pas lieu si la mort était complète (1).

Quant aux cadavres dont un champ de bataille doit être jonché, on les connaît seulement par le schématisme général ; ils sont toujours assez éloignés et en assez grand nombre pour que l'œil ne puisse se reposer sur aucun (2).

Quelques Artistes ont bravé la loi, et ont osé soumettre aux regards un cadavre humain, dont toutes les parties ont pu être explorées. Mais ils ne se sont pas contentés de montrer la mort, ils ont peint la décomposition, la putréfaction la plus dégoûtante. On sait que Valdès peintre, sculpteur et architecte de Séville, « a représenté d'une manière si naturelle un cadavre à demi pourri et » presque consommé par les vers, que personne » ne pouvait le regarder sans être saisi d'horreur, » et que ceux qui l'apercevaient s'enfuyaient en se

(1) J'ai entre mes mains une estampe qui présente ce sujet tel que je le décris. C'est la gravure d'un tableau du Guide.

(2) Voy. Rubens (P.-P.), Théorie de la figure humaine, considérée dans ses principes, traduite du latin, avec 44 pl. gravées par P. Aveline. Paris, 1773, gr. in-4°.

» bouchant le nez (1). » HOUASSE, élève de LE BRUN, a fait un tableau du même genre : un soldat avide, espère trouver un trésor dans un pan de muraille, orné de pilastres et de sculptures, derrière lequel il a cru reconnaître un vide. Il abat la cloison avec effort, et il voit dans la cavité une lampe sépulcrale qui éclaire un cadavre putréfié, plein de vers qui le dévorent (2). ZUMBO, inventeur des anatomies en cire, a fait cinq pièces pour représenter les degrés successifs de la décomposition complète du cadavre.

Ces représentations de la mort ne sont pas suffisamment instructives pour le Médecin. Ou cet état n'est pas complet, ou le corps est déformé, ou les traits ne sont pas sous nos yeux : nous avons besoin, pour la Physiologie, et pour la Médecine Légale, d'une image plus exacte, plus précise d'un état où la mort est réelle, irrévocable, sans décomposition sensible.

Nous désirons aujourd'hui, plus que jamais, des descriptions iconiques comparées de la mort *réelle*, de la mort *apparente*, et de celle qu'on

(1) Réflexions sur la Peinture, par M. de HAGEDORN, liv. 1, chap. IX. La conclusion que HAGEDORN tire de ce fait, « c'est » qu'il est des objets qui ne sont pas faits pour être peints, » ou qui ne doivent l'être que dans les cas singuliers, qui » loin de faire règle dans les Beaux-Arts, n'y font tout au » plus que des exceptions. »

(2) Gravé par Etienne BAUDET.

peut appeler *anticipée*. Cette dernière est celle que M. Magendie désigne quand il dit que, lorsque le cholérique est au plus haut degré de l'état algide, il est *cadavérisé* (1). Ce Professeur assure qu'à cette époque de la maladie, l'œil se *flétrit* et se *ride* pendant la vie, ce qui nous fait perdre l'espérance de pouvoir distinguer, avant la décomposition, la mort réelle d'avec l'apparente, suivant le signe que Louis nous avait indiqué. « Non-seulement la cornée a » perdu sa transparence, mais elle offre encore un » phénomène que nous avions jugé jusqu'ici n'ap» partenir qu'à des cadavres déjà en décomposition; » elle est plissée, affaissée sur elle-même, comme » il arrive quand l'œil n'est plus exactement rempli » par ses humeurs (2). »

M. Magendie a senti combien une représentation exacte de ce fait était nécessaire pour en constater l'existence, et pour en noter les traits principaux; mais il n'a pas pu obtenir ce portrait. La raison en est singulière : « Il est impossible, dit » M. Magendie, de décrire l'aspect effrayant et » monstrueux de ces individus; il y avait là quel» que chose de diabolique! J'aurais désiré faire » peindre cet état de l'œil, mais je n'ai pas trouvé » un Artiste qui eût le courage, et je le conçois, » de retracer une semblable horreur. » Cette cir-

(1) Lettre écrite de Sunderland.

(2) Leçon au Collége de France, Gazette médicale, 2 juin 1832.

constance me paraît bien remarquable. Il est difficile de croire qu'on ne puisse pas trouver dans Londres des Artistes capables de faire ce qu'ont fait les VALDÈS, les HOUASSE, les ZUMBO. Le *Traité des exhumations juridiques*, de M. Orfila (1), est orné de quatre planches coloriées qui représentent des cadavres exhumés plusieurs mois après leur enterrement, et par conséquent réduits au dernier degré de la putréfaction, et accompagnés d'une extrême fétidité. Ce spectable horrible n'a pas rebuté tous les Artistes, puisque M. VANDER-BURCH a eu le courage d'en faire une représentation assez détaillée. D'où vient donc que tous ont reculé devant le dernier degré du choléra ?

Je crois que ce fait s'explique par le sentiment de sympathie qui existe chez le commun des hommes. Quand l'horreur se joint à la pitié, dit Fénélon, elle donne à l'âme un ressentiment plus vif. Le mourant nous intéresse bien autrement que le cadavre : on le voit bien dans les études chirurgicales. Tout le monde est capable de bien faire une opération sur le cadavre ; mais quand après ces exercices on veut porter l'instrument sur le vivant, on éprouve un sentiment de crainte et un trouble qui rendent la main tremblante, jusqu'à ce qu'une longue habitude ait affaibli cette disposition. Il est donc probable que pour représenter les mourans,

(1) Paris, 1831.

il ne suffit pas au Dessinateur d'avoir de l'habileté; il doit posséder une portion de cette qualité que CELSE dit être indispensable au Chirurgien : *immisericordia*. L'habileté et l'insensibilité se trouvent séparées assez souvent; mais leur réunion dans la même âme n'est pas commune.

§ 11. *Acte de l'Accouchement.*

De bonne heure on a vu que les figures pouvaient être de la plus grande utilité pour l'enseignement de l'Art des Accouchemens. Les premières que l'on a faites ont été purement anatomiques, et ont eu pour objet de montrer les positions de l'enfant dans la matrice, et ses rapports avec les secondines : telles sont celles de PARÉ (1), et celles de Jacques RUEFF (2).

La description iconique du travail naturel de l'Accouchement est venue beaucoup plus tard. Ces premières représentations sont très-imparfaites; on peut s'en assurer en jetant les yeux sur celles de DEVENTER (3).

(1) Les Œuvres d'Ambroise PARÉ, corrigées et augmentées par lui-même, peu avant son décès, etc. 7.e édit. Paris, 1614, in-fol°, fig. (Livre 24e.)

(2) *De conceptu et generatione hominis, et iis quæ circà hæc potissimùm considerantur, libri sex., etc., etc. Francofurti-ad-Mœnum*, 1580, *in-4°, fig.*

(3) *Operationum chirurgicarum novum lumen exhibentium obstetricantibus, pars prima. Lugdun. Batav.*, 1733, in-4°.

De nos jours, on a considérablement amélioré l'enseignement pittoresque de cette fonction. Les planches de M. Maygrier sont, en général, dignes d'éloge (1); celle qui se rapporte à l'Accouchement naturel (2) mérite une attention spéciale.

Des juges compétens n'ont pas été entièrement satisfaits des positions successives que la tête présente dans le cours de son trajet. Je ne puis pas désigner exactement le reproche dont je parle, et qui ne m'est connu que d'une manière vague. Quant à moi, je trouve qu'il est deux choses qui me paraîtraient nécessaires pour perfectionner la peinture de l'Accouchement naturel.

1° Il me semble que si l'Auteur avait joint à chaque acte de progression de la tête, la situation correspondante du corps, soit dans la même figure, soit dans une série de figures liées; ou le Schématisme complet de l'enfant aurait porté aux yeux du spectateur la possibilité de la progression indiquée, ou l'Auteur se serait trouvé dans la nécessité de modifier ce mécanisme. Sous ce point de vue, j'ose croire qu'une description iconique, suffisamment détaillée, corrigerait ou le démonstrateur ou le critique.

2° M. Maygrier a cru pouvoir omettre sans danger, non-seulement dans cette figure, mais encore dans toutes les autres, un fait qui me

(1) Nouvelles Démonstrations d'Accouchemens, etc. Paris, 1822—27, 20 livrais., in-fol°.

(2) Ouvr. cité (planche VIII, f. 1).

semble être du ressort du Dessin : je veux parler du mouvement spiral que la matrice imprime à l'enfant, et qui dispose la tête et les épaules, de manière que les grands diamètres de ces parties s'accommodent à ceux des détroits. Cette circonstance de la fonction de l'Accouchement est trop intéressante en Physiologie, pour qu'il soit permis de l'oublier.

§ 12. *Schématisme des actions volontaires de l'homme.*

On ne peut pas désirer qu'une collection de figures biographiques renferme la représentation de toutes les actions volontaires ; ces actions étant infinies, le nombre n'en serait jamais complet. Ce que l'on doit désirer, ce sont les descriptions iconiques de quelques actions élémentaires dont les diverses combinaisons constituent toutes les fonctions volontaires. Il suffirait de faire ici comme en Mécanique, où l'on rapporte tous les effets des machines les plus compliquées aux effets des sept machines simples admises dans les écoles.

Les remarques que je ferai sur la représentation des actions animales se rapporteront, 1° à la Pondération ; 2° à la Marche ; 3° au Saut ; 4° à la Course ; 5° à la Danse ; 6° à la Nage, et 7° aux Jeux-Dramatiques.

§ 13. *Conditions de la Pondération représentées par le Dessin.*

La Pondération est une fonction dans laquelle les muscles maintiennent le corps dans une position telle qu'il ne puisse pas y rester, soit dans l'état de mort, soit lorsque le système musculaire est dans une inaction volontaire, ou dans une impuissance morbide.

Les lois principales de la Pondération sont iconiquement exprimées dans les figures que Poussin a jointes au *Traité de la Peinture*, de Léonard de Vinci (1). Mais comme les Auteurs n'ont considéré cette fonction que pendant la Station, avec quelques circonstances de cet état, et pendant des progressions lentes, on ne trouve pas dans ce livre une description graphique de tous les cas de la Pondération.

1° Il peut être utile de montrer cette fonction dans divers états d'inflexion du corps (2).

(1) *Trattato de la Pittura con la vita dell' istesso autore scritta da Rafaelle* Du Fresne. *Parigi*, 1651, in-fol°, fig.

(2) Parmi les dessins du *Cabinet-Atger*, il en est quelques-uns qui nous fournissent de très-beaux exemples de raccourcis. Nous nous contenterons de désigner comme tels l'*Académie du* Dominiquin, au crayon rouge (N° 136); la *Chute des Réprouvés, de* La Fage (N° 173); et le *Combat entre les Grecs et les Troyens*, du même auteur (N° 21), où la jambe gauche d'un des guerriers qui combattent à pied

Les enfans, avant de pouvoir opérer la Station, sont capables d'une sustentation provisoire, et par conséquent d'une Pondération particulière. On a dit, il y a long-temps, que l'homme est quadrupède dans sa première enfance. Cette opinion est exprimée dans l'énigme de ce fameux Sphinx que défit ŒDIPE : « *Quel est l'animal qui, le matin,* » *est quadrupède, à midi bipède, et le soir à* » *trois pieds?* » La marche à quatre pieds du matin fait allusion à l'allure des petits enfans qui, abandonnés en toute liberté, s'avancent suivant cette progression. Des Anatomistes pleins de sagacité ont cru voir dans les proportions du squelette de ces enfans, dans les formes des appareils de ce système, dans la tendance des inflexions des membres, et dans les habitudes des individus de cet âge, une aptitude à se tenir d'abord sur quatre pieds, jusqu'à ce que les formes et les proportions aient changé par les progrès du développement (1).

Cette idée doit avoir plus de cours que jamais, aujourd'hui que quelques Savans considèrent les phases du développement de l'Homme comme il a une suite de métamorphoses dans lesquelles

sur les premiers plans, est si digne de remarque, qu'elle seule suffirait pour faire apprécier le mérite de ce grand Maître.

(1) Voyez BARTHEZ, nouvelle Mécanique des mouvemens de l'Homme et des Animaux. Carcassonne, an VI (1798), chap. 1er.

appartenu successivement à des classes différentes.

Tant que cette allure existe, il est aisé de penser que dans la plupart des attitudes, la Pondération de l'enfant doit se ressentir de cette disposition. Je crains que l'on n'ait pas assez représenté cet état transitoire, qu'on a peut-être trouvé trop humiliant, mais que le Physiologiste doit pourtant étudier. Il me semble que cette idée dirigeait un artiste célèbre du commencement du seizième siècle, lorsqu'il composait et sculptait en bois un groupe représentant une louve allaitant REMUS et ROMULUS. L'Auteur de cette composition est CELLINI. L'ouvrage appartient à M. le comte CURÉE. Les attitudes des enfans ont été choisies pour exprimer le fait qui m'occupe: les jumeaux sont à l'âge où ils commencent à faire les premiers pas. Leur progression habituelle et leur Pondération actuelle sont celles des quadrupèdes. Celui qui est le plus en avant semble n'avoir fait que relever la partie antérieure du corps, pour appuyer ses mains sur les mamelles de la louve, et pour emboucher le mamelon. La tête est très-renversée; mais cela était facile à l'enfant à cause de la flexibilité extrême de la colonne cervicale, à un âge aussi tendre, et surtout s'étant accoutumé à marcher à quatre pattes. C'est l'idée que je crois reconnaître dans tout le Schématisme de cette figure. Quant à l'autre enfant, s'il est sur son séant, c'est parce qu'il est tombé sur la croupe.

Ce sujet a été traité souvent et anciennement,

et dans les temps modernes. Je n'ai vu exprimer formellement cette pensée que dans une gravure tirée d'un camée antique, et insérée dans le Virgile du P. AMBROGIO, à la fin du premier livre de l'Æneïde, où elle sert de cul-de-lampe (1).

La position d'un homme accroupi mérite quelque attention. Elle exige des conditions particulières pour la base de sustentation, et par conséquent pour l'action des muscles. Comme cette pose n'est ni gracieuse, ni noble (2), il est rare de la trouver dans les compositions des Peintres les plus distingués; il est à désirer que les Physiologistes engagent les Artistes à remplir cette lacune.

L'inflexion du corps en avant doit être étudiée. RAPHAËL en a donné quelques modèles précieux, dans *Archimède et ses Disciples*, groupe de l'École d'Athènes. Mais les règles du goût nous ont empéché de voir tous les membres inférieurs des personnages, et d'en reconnaîtres les diverses divarications (3).

(1) Il paraît que cette intention se trouve encore dans un des Termes de Salomon BERNARD, ou du petit BERNARD : Voyez le 17e Terme.

(2) Les Anciens ont pourtant représenté Vénus accroupie. Il y a deux statues de ce genre au Musée Royal des Antiques. On en voit une autre, T. 1, pl. 38, de l'ouvrage intitulé : *Galeria Giustiniana del marchese Vincenzo Giustiniani. Roma, 1640, 2 vol. in-fol° max.*

(3) Dans les vignettes pour un livre d'Optique, qui ont été composées par RUBENS (V. Catalogue des estampes gra-

Dans ce même tableau on voit une expression de la difficulté qu'il y a à conserver l'équilibre sur un seul pied, lorsqu'on se penche fortement en avant. Un jeune homme veut prendre des notes, en croisant une extrémité inférieure devant l'autre, et en l'élevant assez pour que la cuisse serve d'appui à ses tablettes : en même temps il s'incline autant qu'il est nécessaire pour écrire et pour regarder l'écriture. L'Artiste semble avoir voulu rappeler que dans cette attitude la Pondération était trop difficile pour être long-temps maintenue ; c'est pour cela qu'il a placé le personnage contre le piédestal d'un pilastre, et qu'il l'a représenté s'appuyant par le dos sur ce mur.

2° La Pondération n'est pas toujours l'effet d'une volonté *explicite* et *permanente ;* les actes musculaires qui l'opèrent sont souvent le résultat d'un automatisme difficile à concevoir. Un individu qui médite profondément, ou qui lit avec une grande attention, est assis sur une chaise. Toute sa puissance morale semble résider dans les organes qui coopèrent à la fonction mentale dont je parle. Cependant le tronc reste droit, immobile, assuré,

vées d'après RUBENS, par BASAN, p. 194), on voit un Philosophe qui dirige deux petits Génies dans l'étude de l'Optique. Pour s'accommoder à la taille de ces enfans, le maître prend diverses attitudes dignes d'attention. Dans la cinquième, il est accroupi ; dans une autre, il s'incline et s'abaisse beaucoup, en conservant les règles de la Pondération.

tandis que le cadavre, dans la même position, tomberait infailliblement. Un Dessin de SUBLEYRAS, nous présente une jeune femme assise, en robe de chambre, occupée à lire. Il est impossible d'imaginer plus d'attention, et néanmoins la Pondération du tronc et de la tête est parfaite (1).

Bien plus, il est des cas où la Pondération s'opère pendant le sommeil. Non-seulement les muscles obéissent à l'ordre qui leur avait été imprimé avant l'invasion du sommeil; mais encore ils sont capables d'exercer les mouvemens nécessaires pour entretenir l'équilibre, pendant que des causes extérieures tendent à le rompre. Je cite pour exemple des voyageurs qui dorment sur leur cheval, tandis que l'animal poursuit son chemin.

Ce dernier fait est susceptible d'une représentation iconique. J'en ai vu la preuve dans une estampe, qui, je crois, est d'après VANDEN-VELDE; dans un paysage on remarque un paysan monté sur son cheval, qui voyage par un chemin pierreux. Il dort, et quelques compagnons de voyage qui se moquent de lui, aiguillonnent sa monture pour voir si les ruades ou l'accélération de sa marche pourront désarçonner le cavalier. Le fait en lui-même ne paraît pas mériter d'entrer dans une collection de figures biographiques; mais il est à désirer que

(1) Voy. le n° 63 de la *Collection de Dessins originaux* que possède la Faculté de Médecine.

cette circonstance historique rappelle le principe des fonctions volontaires des muscles, devenues automatiques pendant le sommeil, et pendant l'attaque de certaines maladies extatiques.

§ 14. *De la Marche la plus ordinaire.*

La Marche se fait par le transport successif du centre de gravité du corps sur les extrémités inférieures, dont chacune sert alternativement tantôt d'appui, tantôt de moyen d'impulsion.

Dans une progression lente et assurée, il paraît que le mouvement se divise en portions séparées par des repos extrêmement courts, pendant lesquels le centre de gravité s'affermit, pour que l'extrémité libre puisse se détacher du sol et se transporter au-devant.

Il me semble qu'en dessinant l'homme dans l'action de marcher, on le présente toujours suivant ce mode de progression. Une des extrémités est ferme, droite; toute la pondération du tronc a été faite pour qu'il puisse se reposer sur cet appui, et l'on voit que l'autre, qui commence à se détacher du sol, est tout-à-fait libre.

Mais la Marche la plus ordinaire, qui n'est pas asservie à un rhythme dont on est intéressé à marquer les temps, est continue, et présente une allure un peu différente. Le pied qui s'avance touche d'abord la terre par le talon; en même temps le talon du pied postérieur s'élève : ce membre fait un mouvement comme circulaire depuis le talon jusqu'aux orteils. Pendant ce mouvement, l'extrémité postérieure pousse vers l'antérieure le centre de gravité, qui est vis-à-vis le talon de cette dernière, quand l'extrémité postérieure peut se détacher. Le centre avance de manière que sa ligne de propension parcourt successivement la face inférieure du pied, de sorte que lorsqu'il répondra aux orteils le pied opposé aura placé son talon sur le sol, et ainsi alternativement, de manière que le centre de gravité ne se repose jamais (1).

Cette forme de la progression n'a pas été représentée d'une manière claire. Il semble bien que dans quelques monumens antiques, des figures qui marchent ont leur ligne de propension entre les deux pieds, et que le postérieur commence à lever le talon; mais je ne vois nulle part, dans le pied antérieur, ce commencement d'application de la plante au sol, en allant du talon vers les orteils (2). Il s'ensuit que rien ne fait connaître le mode de progression que j'indique.

Il faut en excepter peut-être les figures qui marchent dans les bas-reliefs égyptiens. Quand les Artistes qui ont travaillé suivant ce style, ont repré-

(1) Barthez, Nouvelle mécanique des mouvemens de l'homme et des animaux; seconde section, première partie, § 2, pag. 51 et 52.

(2) *Galeria Giustiniana, parte seconda, pl.* 132.

senté une personne qui fait la progression ordinaire, « au lieu de faire peser, d'après les lois du mouve» ment, tout le poids du corps sur une jambe, ils » l'ont réparti également sur les deux (1). »

Je désirerais donc que parmi les figures biographiques qui se rapporteraient à la marche, on en trouvât quelqu'une qui pût représenter, ou au moins rappeler les circonstances essentielles d'une fonction dont il importe de connaître toutes les formes.

§ 15. *Des figures utiles pour expliquer les théories du Saut.*

Le Saut est une fonction dont les actes sont si fugitifs, si rapides, qu'il est difficile de les représenter d'après nature. Cependant, en ayant recours à l'imagination et à la mémoire, on peut dessiner le Schématisme des principaux mouvemens successifs qui constituent cette fonction.

Les figures d'Archange TUCCARO (2) montrent quelques attitudes ; mais comme son intention était seulement de donner des préceptes sur un art déterminé, il a omis un grand nombre de *Schèmes* qui auraient été nécessaires pour l'histoire du Saut.

(1) Leçons sur l'Histoire et la Théorie des Beaux-Arts, par M. SCHLEGEL, leçon onzième.

(2) Trois dialogues de l'exercice de sauter et voltiger en l'air, avec les figures qui servent à la parfaite démonstration et intelligence dudit Art. Paris, 1599, in-4°.

Borelli (1) et Mayow (2) ont fait des figures pour éclaircir leurs théories respectives du Saut. La doctrine de Barthez sur ce même sujet aurait autant besoin du même secours, et peut-être même davantage, parce qu'étant plus abstraite, il eût été avantageux de mettre sous les sens toutes les idées concrètes qui entrent dans sa composition.

Nous sommes intéressés à favoriser de tout notre pouvoir cette théorie, par la raison que les deux antérieures sont très-imparfaites. Celle de Borelli est fondée sur une hypothèse gratuite, dont Mayow a fait voir toute la vanité. De son côté, celle de Mayow est insuffisante. Barthez se prévalant de la faiblesse de toutes les deux, a achevé de les décréditer, en substituant à leurs suppositions des faits réels, qui paraissent très-propres à remplir le rôle de causes ; et en renforçant cette ingénieuse induction par une remarque générale qui écrase les autres théories, et qui jusqu'à présent conserve toute sa force : c'est que dans un corps vivant, où l'on ne peut démontrer aucune propriété d'élasticité, ni de *ressort*, le Saut ne peut point s'exécuter par deux seuls leviers unis, mais qu'il en faut au moins trois qui puissent se fléchir en sens alternatifs (3).

(1) *De motu animalium. Hagæ Comitum*, 1743, *in*-4°.

(2) *Joannis* Mayow *opera omnia medico-physica. Hagæ Comitum*, 1681, *in*-8°.

(3) M. Teule, qui préfère l'hypothèse de Borelli à la doc-

§ 16. *De la Course.*

La Course a été souvent représentée dans les productions des Arts du Dessin, et si l'on voulait indiquer des figures pour les allures de cette progression, on n'aurait d'autre embarras que celui du choix.

Malgré ce nombre, il me semble qu'il y a quelque chose à désirer. En général, les figures des meilleurs maîtres ne me paraissent pas courir; tout au plus, elles font le premier pas de la Course, mais elles ne sont jamais au milieu de l'acte. J'éprouve ce mécontentement en regardant la Diane Antique qui court après le gibier (1), l'Esclave qui apporte des volumes en entrant dans l'exèdre de l'École d'Athènes, de RAPHAËL (2); les Cyclopes qu'APOLLON poursuit à coups de flèches, dans un tableau de DOMINIQUIN (3).

Je crois avoir trouvé la cause de l'imperfection de

trine de BARTHEZ, reconnaît implicitement qu'il y a toujours au moins trois leviers alternatifs dans tout système capable de Saut, puisqu'il range le tronc parmi ces leviers. (Étude des Mouvemens de l'Homme, Paris, 1831, in-8°, p. 260.)

(1) Voyez MONTFAUCON, l'Antiquité expliquée (en Français et en latin), et représentée en figures. Paris, 1719—24, 15 vol. in-fol°, y compris le supplément. Tom. I, pl. LXXXVII, fig. 2.)

(2) Gravée par AQUILA.

(3) Vie et OEuvre complète de ZAMPIERI (T. I, pl. 4), dans les *Vies et OEuvres des Peintres les plus célèbres.* Paris, 1803—17, 22 vol. in-4°, publiées par LANDON.

ces imitations. Il ne faut pas confondre une marche très-rapide, comme celle qu'exécutent quelquefois les Danseurs au théâtre, avec une Course proprement dite. Dans la première, le centre de gravité n'est animé d'aucun principe de mouvement horizontal; il se meut seulement pendant que les puissances impulsives le poussent, et il s'arrête dès qu'elles cessent d'agir. Dans la Course, les mouvemens des extrémités inférieures ont du rapport avec ceux du Saut; il en arrive que le centre de gravité possède un mouvement horizontal, continuellement entretenu par les secousses de chaque pas, et que la ligne de propension tend sans cesse à sortir de la base de sustentation. Le corps tomberait même, si, d'une part, le mouvement horizontal ne contrariait la gravitation, et si, d'une autre, l'extrémité postérieure ne venait en avant au secours du centre de gravité.

Tout le monde sait que ce mouvement horizontal est souvent si fort, que le coureur ne peut pas s'arrêter subitement, et qu'il est obligé de faire quelques pas encore pour rallentir l'impulsion.

On conçoit donc que dans une Course rapide, il doit y avoir des instans de très-courte durée, où le centre de gravité est en avant de la base de sustentation. Je présume que ces instans sont assez fréquens pour donner à la Course le caractère d'une extrême vélocité. D'après cela je pense que ce qui empêche les figures de représenter une Course rapide, c'est que l'auteur s'est piqué de les disposer suivant les règles de la pondération. Si le coureur était en danger de tomber, et que tout le reste du schéma fût conforme aux conditions de la fonction, je serais plus persuadé que la rapidité de la Course est au plus haut degré. Il me manque encore cela pour être content de la figure d'un coureur que le docteur SALVAGE a mise dans son traité de l'Anatomie du Gladiateur (1).

§ 17. *Représentation de divers Arts Gymnastiques.*

La plupart des exercices qui ont été imaginés dans l'intérêt des arts médicaux, ont de bonne heure été représentés par le Dessin. Les descriptions graphiques nous ont rendu le double service de conserver historiquement les modes d'exercice qui étaient tombés en désuétude, et de nous faire connaître les mouvemens musculaires qui constituent ces sortes de fonctions.

Nous devons de la reconnaissance à tous ceux qui ont réuni, par les moyens iconiques, les diverses parties des exercices qui ont été usités dans les divers siècles; par exemple à l'antiquaire PYRRHUS LIGORIUS, qui a tiré des monumens anciens tout ce qui se rapporte aux exercices gymnasti-

(1) Anatomie du Gladiateur combattant, par Jean-Galbert SALVAGE, Paris, 1812, in-fol., pl. 18, f. 4.

ques, et à Mercurialis qui a déposé ces Dessins dans son bel ouvrage de *Arte gymnastica* (1); à *Camillo* Agrippa, auteur de l'Art de l'escrime, du milieu du seizième siècle (2); à *Romyn* de Hooge, qui a décrit les diverses manières de lutter (3).

Les Peintres modernes qui ont aimé à représenter les chevaux, ont été dans l'obligation d'étudier l'art de l'équitation. Cet exercice, extrêmement varié, fournit l'occasion d'analyser un grand nombre d'actions musculaires utiles à connaître; et les productions de ces maîtres doivent être rangées parmi les moyens iconiques de conserver et de transmettre les connaissances acquises sur cette partie de la mécanique des mouvemens de l'homme. Citons, pour exemple, les études des chevaux et de l'équitation faites par M. Horace Vernet.

L'exercice des Beaux-Arts exige, pour l'exécutant, une méthode qui dirige le corps entier et ses parties dans l'acte de l'opération. Aussi l'on a représenté le Peintre, le Sculpteur, le Violoniste, le Harpiste, le Pianiste, l'Ecrivain, dans les divers momens où ils sont en fonction. Or, quand ces exemples

(1) *Amstelodami*, 1672, in-4°. Les gravures sont de Christophe Coriolan.

(2) *Del trattato di scientia d'arme, Roma*, 1553, *in*-4°.

(3) L'académie de l'art admirable de la lutte, représentée en 71 figures, avec des instructions claires et familières. Leyde, 1712, in-4°.

ont été faits avec intelligence, la Physiologie y trouve toujours quelque chose à gagner ou à transmettre.

L'analyse iconique de tous les mouvemens de la Danse est fort utile pour le schématisme des mouvemens, pour l'histoire du Saut et pour celle de la Pondération. Depuis les danseuses d'Herculanum jusqu'aux figures qui accompagnent le *Code complet de la danse*, de M. BLASIS (1), il y a eu bien des changemens. Les représentations de l'Orchésographie de THOINOT ARBEAU (2) et du maître à danser de RAMEAU (3), ne ressemblent guère aux mouvemens des personnages qui dansent dans les Bacchanales antiques, gravées par PERRIER (4) ou

(1) Paris, 1830, in-18.

(2) Pseudonyme de Jean TABOUROT qui est le véritable auteur du livre singulier et recherché, ayant pour titre : *Orchésographie, et traité en forme de dialogue, par lequel toutes personnes peuvent facilement apprendre et pratiquer l'honneste exercice des danses. Langres*, 1589, *in-4°, fig.*, de 104 *feuillets*.

(3) Le maître à danser, qui enseigne la manière de faire tous les différens pas de danse dans toute la régularité de l'Art, et de conduire les bras à chaque pas; enrichi de figures en taille-douce, servant de démonstration pour tous les différens mouvemens qu'il convient de faire dans cet exercice. Paris, 1725, in-8°.

(4) *Icones et segmenta illustrium è marmore tabularum quæ Romæ adhùc exstant. Romæ*, 1645, *pet. in-fol.*, *pl.* 7, 8, 9 *et* 10.

insérées dans les dissertations de Spon (1), ni à ceux que nous voyons toujours à l'Opéra. Mais au milieu de cette variété il y a des faits constans, et en quelque sorte *principes*, desquels on peut déduire iconiquement les lois de cette partie de la Physiologie.

§ 18. *Schématisme des Arts et Métiers.*

La description iconique des actions qu'exercent les hommes pendant les opérations de leurs métiers respectifs, a été imaginée principalement dans l'intérêt de ces métiers. Il fallait favoriser l'instruction de ceux qui s'y livrent, et former leurs organes au moyen de l'intelligence.

Un autre motif qui a dirigé les Dessinateurs, c'est l'intention qu'ils ont eue de donner une idée suffisante des diverses pratiques industrielles, sans que les spéculatifs fussent obligés de fréquenter les ateliers.

Les Médecins peuvent trouver dans ces figures plusieurs connaissances utiles. D'abord, les mouvemens de l'homme qui sont nécessaires pour les opérations techniques, sont des occasions d'appliquer des principes physiologiques connus, ou d'en établir de nouveaux, car toute action spéciale est le sujet d'un problème qui exerce l'esprit, et excite ou la sagacité ou le génie. En second lieu, l'habi-

(1) Recherches curieuses d'antiquités, contenues en plusieurs dissertations sur des médailles, bas-reliefs, etc. Lyon, 1683, in-4°., fig.

tude des mouvemens d'un métier influe puissamment sur les formes et sur la physionomie générale de celui qui s'y livre; or, la contemplation des actes successifs des fonctions de cet art, peut suffire pour déterminer d'avance la tournure de l'Artisan. Troisièmement, on sait que la plupart des Arts exposent l'ouvrier à des maladies pour lesquelles le Médecin est appelé. Plusieurs de ces inconvéniens tirent leur source des circonstances extérieures; mais il en est aussi qui proviennent de l'usage journalier d'une attitude, d'un mouvement ou de l'abstinence d'une fonction animale. Cela étant ainsi, il serait utile que le Médecin pût trouver sous ses yeux un tableau pittoresque des occupations habituelles de l'Artisan et des objets au milieu desquels il passe la plus grande partie de sa vie.

Les Anciens ont rarement pensé à représenter les Arts que nous nommons industriels. Comme dans les Républiques les plus civilisées, dans la Grèce et à Rome, ils n'étaient exercés que par des esclaves, il est à croire qu'on ne les a pas crus dignes du pinceau. Il est à remarquer que dans les peintures d'Herculanum, où l'on trouve un très-grand nombre de tableaux de genre, on n'en voit point qui imitent la pratique d'un métier. Dans le Dessin au trait de ces peintures (1), on voit au

(1) KILIAN (Giorg. Cristof.) *Li contorni delle pitture antiche d'Ercolano; incise d'apresso l'originale, con le spiegazioni. Augusta*, 1777 (*8 vol. pet. in-fol°*), *T.* 3, *Tav.* 42.

troisième tome, un lieu de marché où l'on vend des comestibles, des vases de cuisine, des étoffes, des souliers, etc.; mais nulle part, on ne rencontre la manière dont se fabriquent les objets usuels qui nous sont indispensables, ni la manière dont se préparent nos alimens. Dans une seule figure, je vois l'exercice de la scie pour fendre des planches (1); mais c'est un jeu d'enfans : ce sont deux Amours qui s'amusent à cet exercice.

Ce serait en vain que l'on chercherait quelque image des Arts mécaniques dans la tradition des monumens les plus anciens. Quand HOMÈRE décrit le bouclier d'ACHILLE, il n'a garde de parler de ces objets. Aussi, dans les douze tableaux que BREUGHEL a imaginés d'après cette description, on ne voit pas un métier : Occupations politiques, Art militaire, Labourage, Moisson, Vendanges, Exercices gymnastiques, voilà tout (2).

C'est vers le milieu du seizième siècle qu'on s'avisa de publier, par le moyen de la gravure en bois, une représentation de tous les arts et de tous les métiers qui étaient exercés alors. L'Auteur était HARTMAN SCHOPPER, de Nuremberg, et le graveur, JOST AMMANN (3). SCHOPPER s'est attaché à ne rien

(1) Ouvr. cit. (*T.* 1, *Tav.* 34).

(2) La gravure, d'après BREUGHEL, se trouve dans l'*Apologie d'*HOMÈRE, et *Bouclier d'*ACHILLE, de BOIVIN. Paris, 1715, in-12.

(3) Πανοπλία *omnium illiberalium, mechanicarum, aut sedentariarum artium genera continens (versu elegiaco).*

faire que d'après nature. Chaque planche est accompagnée de vers qui expriment l'objet du métier, et qui indiquent les fonctions actuelles des individus figurés dans la composition. Mais comme l'Auteur a eu sans doute plusieurs intentions, on ne trouve pas dans cet ouvrage beaucoup de choses que l'on désirerait, et l'on y en voit beaucoup d'autres que le titre n'avait pas annoncées. Ainsi l'on s'attendait à ne trouver ici que des *Arts illibéraux, mécaniques;* et on y voit non-seulement des Sénateurs qui s'entretiennent de législation ou d'administration, des Médecins, des Savans, des Astronomes; mais encore des Moines, des Pélerins, des Princes, des Rois, des Prêtres, des Évêques, des Cardinaux, et un Pape. Pour la Médecine, on ne représente qu'un *Médecin aux urines*, et pour la Chirurgie, que des *Baigneurs* et un *Arracheur de dents*. On trouve encore ici les emplois des Gens de guerre. Au milieu de tout cela, se voient en outre des professions illicites qui se rencontrent dans la société, tels que l'Usurier et le *meretricum Procurator.*

Cet ouvrage est trop imparfait, trop léger, trop peu sérieux, pour qu'on puisse le considérer comme une source d'instruction; mais un Historien de cette partie de l'Iconologie Médicale ne pourrait point passer sous silence un travail qui le premier a exprimé une idée heureuse.

Francofurti-ad-Mœnum, 1568, *pet. in*.8°. (Volume orné de 130 jolies gravures en bois qui le font rechercher.)

Cette idée a été mieux exécutée dans le Dictionnaire encyclopédique de D'ALEMBERT et de DIDEROT (1), dans l'Encyclopédie méthodique qui est venue plus tard (2), et dans la Collection des Arts et Métiers (3). Ces représentations sont d'une utilité incontestable. Le Médecin attentif peut y voir la peinture assez fidèle des fonctions animales visibles, et par conséquent une partie très-importante de la Biographie physiologique.

§ 19. *Du Schématisme de la Nage.*

L'Art de la Nage est trop ancien pour qu'il soit possible d'en assigner l'origine. Chez les Romains, il entrait dans l'éducation commune. « L'Art de » nager, dit un auteur, faisait à Rome une partie » si importante de l'institution de la jeunesse, de » tous les ordres et de toutes les conditions, que » l'on y considérait comme un ignorant quiconque » ne l'avait pas appris. Pour caractériser un per-

(1) Encyclopédie ou Dictionnaire raisonné des Sciences, des Arts et des métiers, par une Société de Gens de lettres, mis en ordre par DIDEROT et D'ALEMBERT. Paris, 1751—80, 35 vol. in-fol° de texte ou de planches.

(2) Encyclopédie méthodique, ou par ordre de matières, par une Société de Gens de lettres, etc. Paris, AGASSE, 1782 et années suiv., in-4°, avec planches.

(3) Description des Arts et Métiers, faite ou approuvée par MM. de l'Académie des Sciences. Paris, 1761—89, 113 cahiers gr. in-fol°, en 30 vol.

» sonnage grossier, un homme sans éducation, un » ancien proverbe disait qu'*il ne savait ni lire ni* » *nager*. On exerçait les soldats dans cet art, avec » autant de soin que nous en mettons à leur ap- » prendre cette foule d'évolutions qui forment le » principal objet de notre tactique moderne; et les » plus grands généraux qu'ait eus la République, » un César, un Pompée, un Marc-Antoine, savaient » parfaitement nager. Aussi, en poursuivant l'en- » nemi, rien n'arrêtait ces guerriers, etc. » (1).

Il est surprenant, d'après cela, que l'action de nager ne se trouve point dans les monumens d'Antiquité figurée. Je pense que Ligorio n'en a pas vu, puisque Mercurialis n'en a pas mis à l'article de la Nage. J'en ai cherché dans la Colonne Trajane (2), où l'on voit des passages de rivières par les armées; mais le passage s'exécute sur un pont de bateaux quand elles sont grandes (3), à gué lorsqu'elles sont médiocres (4). Dans un tableau d'Herculanum, l'artiste a voulu peindre l'accident malheureux d'Hellé, au moment où elle fuyait avec son

(1) Dissertation sur les bains, mise en tête de l'*Art de nager, avec des avis pour se baigner utilement, par* Thévenot; Paris, 1786, pet. in-12 avec 23 fig. (pag. 10 et 11).

(2) *Colonna Traiana eretta dal Senato, e popolo Romano, all'Imperatore Traiano*, etc. *Disegnata ed intagliata da Pietro Santi Bartoli*. (In-f.° oblong.)

(3) *Passage du Danube*, 46.

(4) *Passage du Tibiscus*, aujourd'hui *Tiffa*, 139.

frère PHRYXUS. Le Bélier divin les emportait tous deux en franchissant la mer ; HELLÉ tombe ; PHRYXUS lui tend la main, elle veut profiter de ce secours, mais le saut rapide du Bélier les sépare à jamais (1). HELLÉ présente le tiers supérieur de son corps, comme en station, et rien n'indique un mouvement qui se rapporte à l'action de nager. Dans la fameuse frise que JULES ROMAIN a dessinée et que LE PRIMATICE a peinte, à Mantoue, pour représenter la milice des Anciens, il y a un passage de rivière ; mais les soldats déshabillés passent à gué, et l'eau ne va pas à la ceinture (2).

L'Art de la Natation intéresse le Médecin autant par la théorie que par la pratique. Les figures peuvent nous instruire sous les deux points de vue : je crains qu'on n'ait négligé un peu trop cette ressource sous le rapport de la première.

BARTHEZ qui a fait un bon chapitre sur cette fonction (3), n'a point accompagné sa doctrine de figures qui auraient pu l'éclaircir. Quant à l'Art de Nager de THEVENOT, l'auteur a cherché à l'expliquer par 23 figures ; mais elles sont purement pratiques. Elles présentent les diverses attitudes suivant lesquelles l'Homme peut nager ; mais ces attitudes, qui entrent essentiellement dans le ca-

(1) KILIAN, *oper. cit.* T. III. Tav. 4.

(2) Frise gravée par ANTOINETTE BOUZONNET STELLA, pl. 8.

(3) Nouvelle Mécanique des Mouvemens de l'Homme et des Animaux, 5e section, chap. 3.

talogue des conditions nécessaires pour cette opération physiologique, ne suffisent pas pour favoriser la conception du mécanisme de la fonction.

Il me semble donc que cette partie de la Didactique Médicale peut encore attendre quelques services des Arts du Dessin. Deux choses composent l'Art de la Natation : 1.° les moyens de tenir le corps à volonté dans quelque région de l'eau que ce soit; 2.° L'ensemble des moyens de faire la progression dans tous les sens, et quelle que soit l'attitude du corps.

Or, dans chacun de ces cas, je voudrais voir une série de figures dans lesquelles je pusse reconnaître la succession de tous les mouvemens nécessaires pour arriver à un résultat déterminé. Il me semble que ce n'est pas trop exiger, et que la représentation de chaque instant de la fonction, est aussi facile que celle des instans de la Marche ou du Saut. La Sculpture a pu montrer dans la statue d'un Gladiateur, tous les mouvemens d'un instant donné d'un de ses efforts; le Dessinateur, dirigé par un Médecin, a pu décomposer graphiquement cette statue, et montrer ce qu'ont pu faire les divers muscles du système pendant cet instant indivisible : pourquoi n'en pourrait-on pas faire autant dans un acte de natation ?

L'utilité des figures se fait encore sentir quand il s'agit de bien expliquer l'emploi du Scaphandre, de l'abbé De La Chapelle (1). A l'aide d'une cuirasse de liége, l'auteur est parvenu à empêcher l'homme de s'enfoncer dans l'eau, sans avoir besoin d'un acte de pondération, et même à lui donner la faculté de se coucher ou de se tenir debout à volonté. Il n'a pas fait voir la manière dont cette fonction pouvait s'opérer; et nous aurions besoin d'une explication que des figures rendraient claires. Pour ce qui regarde la progression dans l'eau par le moyen du Scaphandre, M. De La Chapelle en a assez exactement décrit les moyens et les procédés; mais le service aurait été complet si deux gravures de plus avaient pu nous faire voir le nageur dans l'acte du *marcher*.

§ 20. *Du Schématisme provenant des mouvemens musculaires qui expriment les affections morales.*

Les sentimens et les passions de l'âme se décèlent par des altérations extérieures visibles. De ces altérations, il en est qui sont purement vitales, étrangères à la volonté et à la nolonté, telles que l'expansion ou le resserrement, la rougeur ou la pâleur. Mais il en est d'autres qui consistent en des mouvemens des muscles, qui pour l'ordinaire sont auto-

(1) Traité de la construction théorique et pratique du Scaphandre ou du bateau de l'homme, par l'abbé De La Chapelle, enrichi de figures en taille-douce. Paris, 1775, in-8°.

matiques, mais sur lesquels la volonté et la nolonté ont un assez grand empire. La nolonté peut les affaiblir indéfiniment, ce qui constitue un genre de *dissimulation;* et la volonté peut les produire de dessein prémédité et sans que l'âme éprouve les sentimens qui en sont la manifestation naturelle : c'est une des fonctions du *Jeu Dramatique.* Imiter les passions par ce jeu était proprement ce que les Grecs appelaient Σχηματίζειν.

Les altérations pathétiques purement vitales se rapportent à la symptomatologie; quant aux altérations automatiques que l'âme peut maîtriser jusqu'à un certain point, elles rentrent dans la catégorie des *mouvemens volontaires.*

On a été persuadé de bonne heure que l'expression des sentimens moraux pouvait être imitée, et que cette imitation était susceptible d'être représentée par des moyens iconiques. Un des grands instrumens du Jeu Dramatique chez les Anciens étaient les masques (1). Mais on ne s'en tenait pas là; on peignait souvent les acteurs dans leurs rôles, afin qu'ils pussent servir de modèles soit par rapport à l'Art, soit par rapport au personnage particulier que l'on représentait. Dans la collection des peintures antiques d'Herculanum, on voit plusieurs

(1) Voy. *Francesco de Ficoroni, le maschere sceniche, e le figure comiche d'antichi Romani, brevemente descritte;* *Roma*, 1736, *in-4°*, *fig.*

sujets de ce genre : des acteurs coiffés de leur masque sont en scène et font leurs gestes. Dans un manuscrit de Térence, du neuvième siècle (1), on a trouvé un grand nombre de dessins de scènes qui se rapportent aux comédies de ce poète : ce sont ceux qui ont servi à la publication de la traduction de Madame Dacier (2).

Le système du Jeu Dramatique étant fort différent chez les modernes, les acteurs ont été obligés d'étudier plus soigneusement l'expression. Ils ont dû s'appliquer à mettre en harmonie tous les mouvemens pathétiques qui s'opèrent ou ensemble ou l'un après l'autre, dans chaque affection morale. Aussi les représentations des scènes sont aujourd'hui autrement instructives, et les portraits des grands acteurs saisis dans une action scénique, sont quelquefois d'excellentes leçons (3).

(1) Voy. l'ouvrage de M. Seroux d'Agincourt, intitulé : *Histoire de l'Art par les monumens, depuis sa décadence au 4e siècle jusqu'à son renouvellement au 16e, pour servir de suite à l'Histoire de l'Art chez les Anciens*. Paris, 1811-20, 6 vol. in-fol., avec 325 planches.

(2) Voy. la Préface des *Comédies de Térence, avec la traduction et les remarques de* madame Dacier ; *Rotterdam*, 1717, 3 vol. petit in-8°, fig. de Bern. Picart.

(3) Un graveur distingué dans le genre *Polychrôme*, P. M. Alix, avait déjà senti l'utilité de la représentation de ces *actions scéniques :* on peut voir *avec instruction* au bas de ses bons portraits coloriés de Préville, de Michu, de Madame Saint-Aubin, etc., les médaillons et les vignettes qui repré-

On peut donc regarder comme planches de Biographie Physiologique les trente-quatre figures qui accompagnent l'ouvrage de M. ENGEL, intitulé: *Idées sur le geste et l'action théâtrale* (1). Chaque figure représente un acteur exprimant une action, et rendant un sentiment très-bien spécifié, qui s'appliquent à un instant déterminé d'une scène connue, que l'Acteur avait profondément étudiée.

§ 21. *Des figures destinées à représenter les faits d'après lesquels on a cru pouvoir établir une Physiognomonie.*

La Séméïotique Physiologique est l'art de déterminer le mode actuel des causes actives qui entrent dans la constitution de l'homme, d'après les altérations passagères visibles qui s'opèrent dans le système pendant la durée de ce mode. On se sou-

sentent en petit, mais d'une manière vraiment spirituelle, les principales scènes dans lesquelles les comédiens célèbres avaient coutume d'arracher de vifs applaudissemens à un public éclairé.

(1) Traduction de l'allemand qui a été publiée à Paris, 1788, en 2 vol. in-8° avec fig. — La traduction française de cet excellent traité d'ENGEL se trouve encore dans le *Recueil des pièces intéressantes concernant les Antiquités, les Beaux-Arts, les Belles-Lettres et la Philosophie* (traduites en partie de l'anglais et de l'allemand par JANSEN et KRUTHOFFER), *Paris*, 1796, 6 *vol. in-8°*, *fig.* (Voy. tom. 3, pag. 320-39; tom. 4, pag. 102-308, et tom. 5, pag. 147-396.)

vient que les principales altérations vitales visibles sont l'expansion, le resserrement, la coloration, la métabole morbide des solides et des fluides, le schématisme soit convulsif, soit tonique, soit automatique des fibres musculaires.

La Physiognomonie n'est point l'*art de déterminer le mode actuel des causes actives, par des altérations passagères;* mais bien l'art de déterminer, au moyen de la configuration et des traits visibles du corps, les aptitudes et les propensions de ces mêmes causes à produire habituellement certains actes, lorsqu'elles ne sont pas en action.

On peut diviser la Physiognomonie en trois parties principales relatives à leurs objets : 1° celle qui se rapporte simplement aux fonctions naturelles, et qui est la science du tempérament; 2° celle qui se rapporte au caractère; 3° celle qui se rapporte aux aptitudes intellectuelles.

Tout le monde n'a pas le même degré de confiance dans ces trois parties de la science. Il y a des incrédules qui n'y comptent pas du tout, et ils ont pour devise un vieux proverbe qui dit, *que l'on ne reconnaît bien les boiteux que lorsqu'on les voit marcher*. Mais assez généralement on n'est pas aussi esprit fort, et l'on recherche ou repousse d'abord les inconnus, d'après quelques préventions purement physiognomoniques.

La Physiognomonie des tempéramens est la partie qui paraît la plus fondée en raison. On sait que le tempérament n'est autre chose que l'ensemble des aptitudes, des propensions et des susceptibilités observées dans un système humain, considéré seulement en tant que vivant, et abstraction faite des fonctions animales. Cette Physiognomonie essentiellement médicale, peut être fort utile, pourvu qu'elle soit purement expérimentale, et que les faits soient nombreux et bien circonstanciés. Les descriptions orales sont insuffisantes : les représentations sont presque indispensables. En général, les bons portraits en pied seraient fort utiles, si les Peintres ne s'étaient entendus pour ne copier que la tête, et pour faire tout le reste ou de pratique, ou suivant des formes idéales.

On a dit, il y a long-temps, que lorsque dans un système vivant les causes plastiques ont prononcé fortement les diverses parties du squelette, on peut penser que l'agrégat entier est vivace. A cause de la difficulté de trouver des portraits entiers exacts, M. Atger qui n'a pas voulu se contenter d'examiner ses contemporains sous ce point de vue, a cru qu'il devait avoir recours aux portraits les plus célèbres qui ont été faits depuis la renaissance des lettres. Il est résulté de ses recherches, que les individus qui sont arrivés à un âge très-avancé, avaient les os carrés du nez et les parties attenantes, dans des dimensions plus considérables qu'on ne les trouve chez le commun des hommes. L'Auteur en a conclu que cette circonstance anatomique (qu'il supposait sans doute en harmonie avec le reste du système osseux) , pouvait être considérée comme un présage de longévité (1).

Pour renforcer cette induction par toutes les preuves de fait qui étaient à sa disposition, il a réuni, en cinq volumes in-folio, un choix de portraits gravés des hommes les plus distingués dans les diverses professions, et dont la plupart tendent à établir sa thèse par des observations, les unes positives, les autres négatives (2).

Si l'on avait examiné toutes les questions fondamentales du tempérament avec autant d'attention, de recherches et de conscience, que M. ATGER l'a fait pour celle dont il s'est occupé, cette science expérimentale serait plus avancée. Il y a plusieurs observations de ce genre dans les planches de la Physiognomonie de LAVATER; mais comme l'auteur s'occupe particulièrement de l'objet moral; que l'objet vital est purement accessoire; qu'il adopte trop généralement l'opinion de GALIEN sur la liaison intime du tempérament et du caractère (3); et qu'il néglige les faits nombreux qui

(1) C'est l'objet d'une dissertation intitulée : *Des Avantages de l'esprit d'observation dans les Sciences et les Arts, avec quelques remarques relatives à la Physionomie* (*par X.* ATGER). *Paris*, 1809, *in*-8°.

(2) Cette collection de portraits fait partie du Cabinet iconique que M. ATGER a donné à la Faculté.

(3) Vide in HIPPOCRATIS *et* GALENI *operib. gr. et lat. curâ*

sont en opposition avec ce sentiment. Il serait à désirer qu'un médecin iconographe voulût signaler les figures qui se rapportent surtout au tempérament, quand il serait possible de montrer la relation des formes avec les habitudes vitales, et de procéder ainsi par voie d'analyse à la solution de cet important problême.

Quant à la Physiognomonie du caractère, des affections morales et de l'intelligence, c'est une étude à faire d'une manière empirique; et comme les faits sont assez rarement à notre portée, nous ne pouvons pas nous dispenser de consulter les dépôts iconiques de toutes les époques.

Je ne puis pas assigner quels sont ceux où l'on peut espérer de trouver le plus d'instruction : les sectaires ne sont pas d'accord sur les traits visibles d'où ils veulent qu'on tire les signes. PORTA (1) et Pernetti (2) se bornent à examiner la face; LAVATER, croyant sans doute comme LA BRUYÈRE, qu'un sot ne ressemble en rien à un homme d'esprit; que

et stud. Renati Charterii, Lutet. Parisior. 1679, *XIII Tom. in-fol°*, GALENI lib. quod animi mores corporis temperamenta sequantur. (Tom. V. pag. 444.)

(1) *De Humanâ Physiognomonia Libri IV.* Vici-Acquensi, 1586, in-fol.°, fig.

(2) Lettres Philosophiques sur les physionomies; La Haie, 1748, in-12. « Je n'avais que faire de sa taille qui est au plus » mal, de son ventre en pointe, de ses genoux en dedans, » et de ses jambes desséchées. » (Lettre IV. pag. 40.)

non-seulement les traits de leurs figures sont loin de se ressembler, mais encore que les deux individus diffèrent par la manière dont ils se lèvent, s'asseyent, marchent, se mouchent ou toussent: LAVATER a porté ses recherches sur toutes les parties du corps, sur les modes particuliers de toutes les fonctions visibles, jusque sur la forme de l'écriture (1); GALL, dédaignant toutes ces sources d'investigation, a cru que les formes du crâne décelaient les secrets de l'âme (2).

Dans le doute où nous sommes sur les vrais fondemens de la Physiognomonie, celui qui veut en faire une étude sérieuse est obligé de connaître les faits de tous les genres; et comme le nombre de ceux que l'on peut acquérir par autopsie est incomparablement plus petit que celui des faits qui circulent dans la science, il doit de bonne heure se familiariser avec l'Iconologie, puisque c'est dans les productions des Arts du Dessin que se trouvent

(1) LAVATER (J.-G.), Essai sur la Physionomie, destiné à faire *connaître* l'homme et à le faire *aimer*. La Haye. 4 part., gr. *in*-4°, fig. (3me part., IVme fragm., chap. VI : *Du Dessin, du Coloris et de l'Écriture*, pag. 221).

(2) GALL (F.-J.) et SPURZHEIM (G.), Anatomie et Physiologie du systême nerveux en général et du cerveau en particulier, avec des observations sur la possibilité de reconnaître plusieurs dispositions intellectuelles et morales de l'homme et des animaux, par la configuration de leurs têtes. Paris, 1810-19, 4 vol. *in*-4° et atlas *in*-fol°. (Voyez surtout les Tom. 3 et 4).

les traditions les plus certaines relatives à cette connaissance expérimentale.

Depuis quelques années, on cultive une sorte de Littérature Iconique qui peut servir à l'étude de l'expression des affections morales et de la Physiognomonie : je veux parler des *Têtes de caractère*, et des *Scènes familières*, dans lesquelles on rencontre souvent des traits assez pareils à ceux que la Nature nous présente, pour qu'on ne puisse pas les considérer comme controuvés. Elles me semblent bien plus instructives que les *Caricatures*, qui constituent un genre artificiel, insignifiant, dans lequel on trouve, rarement même, ce qu'on nous avait promis, savoir le *Comique* (1).

Les représentations d'à-présent sont des corps qui piquent la curiosité, munis d'une âme qui achève de les expliquer. Un mot ou une courte phrase vous fait deviner tantôt une longue histoire, tantôt un tableau moral.

§ 22. *Application du Dessin à la Symptomatologie.*

Quelque utile que soit la représentation des parties internes du corps humain, pour favoriser les études médicales, nous pouvons dire que la description iconique des symptômes est encore plus

(1) Principes de caricatures, suivis d'un Essai sur la Peinture comique, par Fr. GROSE. Paris, 1802, gr. *in*-8°, fig.

importante. En effet, la contemplation d'un organe naturel est toujours possible : il ne s'agit que de vaincre les obstacles qui empêchent de l'aller voir. Mais les symptômes sont des évènemens éventuels; tel d'entr'eux que vous auriez intérêt de connaître, n'existe pas quelquefois, et il peut arriver que vous n'aurez jamais l'occasion de l'examiner.

Aussi, quelque vastes que soient les Cliniques attachées à une École de Médecine, l'élève le plus assidu quitte les bancs sans avoir pu étudier un grand nombre de maladies qui ne se sont pas présentées dans le cours de sa scolarité.

Il est sûr que plusieurs symptômes essentiels ne sont pas susceptibles d'être représentés : mais il est certain aussi que le plus grand nombre sont visibles, et par conséquent capables d'être peints. De plus, je répète ici ce que j'ai dit ailleurs : des sensations qui ne sont pas du ressort immédiat de la vue, peuvent être remplacées par des idées congénères, à l'occasion d'une image dont l'original produit ou habituellement ou constamment les sensations dont je parle.

Les symptômes visibles se composent : 1.° d'altérations dans le degré d'épanouissement vital; 2.° de colorations contre-nature; 3.° de métaboles substantielles anormales; 4.° de schèmes morbides, c'est-à-dire d'attitudes ou générales ou partielles qui ne se voient point dans les fonctions. Tous ces accidens sont faciles à peindre. Des artistes ont eu assez de génie pour exprimer dans les Schèmes des mouvemens pathologiques.

Dans la plupart des figures qui représentent des individus malades, les principaux symptômes sont des métaboles substantielles. En effet, des difformités sont aisées à dessiner, surtout quand elles sont d'une durée suffisante, et plus encore quand elles sont permanentes. Ce sont les maladies de ce genre qui abondent dans les estampes destinées à éclaircir et à orner des traités de Chirurgie; ce sont encore celles qui sont les plus nombreuses dans les collections d'observations. Mais ces figures peuvent être considérées comme des planches d'Anatomie Pathologique, quoique, parfois, les sujets des symptômes paraissent vivans. A titre d'exemples, nous citerons quelques-unes de celles que l'on trouve dans les ouvrages de STALPART VANDER WIEL, de Thomas BARTHOLIN, de TULPIUS; dans les Thèses chirugicales de HALLER, dans la Bibliothèque de Médecine de PLANQUE.

Quand il s'est agi de peindre une maladie entière, d'en faire connaître tous les phénomènes visibles, de montrer la succession de ses symptômes, l'attitude générale ou le *gisement* du malade, l'exécution n'a pas été si facile; les formes n'ont pas toujours été suffisantes; il a fallu ajouter aux contours un je ne sais quoi qui devait les animer, et quelquefois le Polychrôme est devenu indispensable.

Aussi ces représentations ont d'abord été très-rares. Les Médecins ne les auraient peut-être pas crues possibles, si quelques Peintres du premier ordre ne leur avaient pas fait connaître tout le pouvoir de leur Art. Feu M. Dumas pensait pourtant que l'on pourrait représenter les maladies affectives, et par conséquent la plupart des symptômes purement actifs. Il voulut même engager M. Grateloup, alors Élève en Médecine (1), à faire quelques essais de ce genre dans la Clinique dont

(1) M. Grateloup est aujourd'hui un des Praticiens les plus distingués de Bordeaux. Il a de bonne heure cultivé le Dessin; son aptitude à cet art était héréditaire dans sa famille. Il est neveu d'un Amateur, du même nom, qui a obtenu de la célébrité par la création d'un genre de gravure dans lequel il n'a point trouvé d'imitateurs jusqu'à ce jour. Ce genre a quelque analogie avec le lavis, mais il mérite la préférence par ses touches qui sont beaucoup plus brillantes. On peut regarder comme des chefs-d'œuvre, les huit ou neuf portraits, d'une petite dimension (4 pouc. 6 lig., sur 2 pouc. 3 l.), qu'il a copiés d'après Drevet, Edelinck, Ficquet, etc. Toutes ces gravures de feu M. Grateloup sont fort recherchées. Celle qu'on regarde comme la pièce capitale est la copie du très-beau portrait en pied de Bossuet, gravé par *Pierre* Drevet, qui est aussi remarquable par la finesse et l'accord de toutes les parties, que par la force et la suavité réunies qui caractérisent le genre de l'Auteur.

On peut voir dans notre Bibliothèque, à la suite du *Recueil de Dessins originaux de* De Troy, une belle épreuve de ce portrait de Bossuet, dont M. le Docteur Grateloup a fait hommage à la Faculté de Médecine.

il était chargé ; mais le projet ne fut pas exécuté.

Il est vraisemblable que cette idée lui avait été suggérée par la contemplation de maladies aiguës non organiques peintes dans des tableaux fameux. Quand RAPHAËL a voulu représenter un Possédé de l'Écriture (1), il a dessiné sans doute un jeune *Maniaque*. MIGNARD a voulu nous montrer un *délire furieux* (2), tel qu'on le voit dans les fièvres malignes. On n'est pas fâché de rencontrer dans cette composition, un fait historique qui appartient aux grandes épidémies, savoir : le passage subit de l'état de santé la plus parfaite à l'agonie, et à une mort très-prochaine. Une femme atteinte de la maladie subit la saignée. Le jeune Médecin tombe lui-même mortellement pendant l'acte de l'opération, et avant d'avoir pu bander la piqûre. Le mari de la malade est dans le plus grand embarras ; il sent la nécessité de soutenir le malheureux jeune homme, et d'arrèter le sang chez la femme qui est prête à s'évanouir. DAVID nous a fait voir les divers degrés d'une maladie pestilentielle, de manière à nous étonner (3).

Une production littéraire qui a pu donner à DUMAS l'envie de représenter, par le Dessin, tout ce qui s'offrait à sa Clinique, c'est l'ouvrage de

(1) Dans la *Transfiguration*.

(2) Dans la *Peste des Juifs, du temps du Roi* DAVID.

(3) Dans un tableau qui est à Marseille, à *la Santé*.

MONTGERON fait dans l'intérêt du Jansénisme (1). On y rencontre un assez grand nombre de figures représentant des maladies très-variées. On n'y voit pas seulement des symptômes opératifs, des maladies organiques ; on y trouve encore des symptômes actifs, des maladies convulsives, paralytiques ; des contractures, des douleurs violentes, etc.

Il me paraît que la description iconique des maladies de cette sorte, quoique très-difficile, ne reste pas dans la stagnation. Dans une salle du Lazaret de Marseille on voit un tableau où l'on a voulu faire la peinture de la fièvre jaune : *c'est Mazet mourant.* M. PARISET avait décrit les divers degrés de cette maladie par des lithographies coloriées, annexées à ses observations sur l'épidémie de Cadix de 1819. On lit dans la *Gazette Médicale* (2), qu'à l'Académie de Médecine, M. DALMAS a montré plusieurs figures de *Cholériques* qu'il a dessinées lui-même. Ces figures, dit-on, sont rendues avec talent (3).

(1) La vérité des Miracles opérés à l'intercession de M. DE PARIS, démontrée contre M. l'Archevêque de Sens. Utrecht, 1737—47, 3 vol. in-4°, fig.

(2) 12 novembre 1831.

(3) Voyez dans la *Lettre sur le choléra-morbus de l'Inde importé à Moscou, etc.*, par M. ROBERT, médecin du Lazaret de Marseille, Marseille 1833, la planche coloriée représentant une *victime du choléra-morbus pestilentiel de Moscou.* Voyez aussi les planches soigneusement gravées et coloriées de la brochure ayant pour titre : *Summa observationum quas*

Je ne puis pas m'empêcher de mentionner ici un travail qui pour n'être qu'une plaisanterie satyrique, n'en est pas moins propre à faire voir combien les arts du Dessin pourraient servir à l'enseignement de la symptomatologie. Je veux parler de l'*Album comique de pathologie pittoresque* (1). Quand on voit ce que l'Art a pu faire en se jouant, et lorsqu'il ne voulait que railler, on reste persuadé qu'il ne tiendrait qu'à lui de travailler sérieusement, de se mettre sous la direction de la science, et de seconder puissamment la Didactique Médicale.

Dans tous les temps les Peintres ont aimé à représenter le passage de la vie à la mort. Ils se sont plu à montrer tous les degrés et toutes les nuances de ce triste moment. On sait qu'Apelle excellait dans la peinture des agonisans : on assure même qu'il apportait plus de soin à des sujets de cette espèce qu'à tous les autres (2). La *Mort de saint François*,

de cholera orientali à die 24 *julii usque diem* 20 *septembris anni* 1831 *in liberæ regiæque civitatis* PEST *nosocomiis collectas sistunt* JOSEPHUS POLYA *et* J. CAROL. GRÜNHUT, *cum iconibus morbi, ac relationibus numericis tabellaribus*. PESTINI *apud* OTTONEM WIGAND, 1831, 1 *nov*.

(1) Paris, 1823. Les dessins sont de MM. AUBRY, CHAZAL, COLIN, BELLANGÉ et PIGAL.

(2) « *Sunt inter opera ejus et expirantium imagines. Quæ* » *autem nobilissima sint, non est facilè dictu.* » *Caii* Plinii Secundi *Historiæ naturalis, libr*. 37. *ex recens*. J. HARDUINI... *Cum indice; studiis societatis Bipontinæ*. Biponti, 1783-4. T. V, lib. 35, cap. 14.

dans une gravure de VANNIUS, est d'une vérité et d'une expression qui suffisent pour donner une idée de ce que peut faire le Monochrôme pour la représentation de ces cas de pathologie.

On croirait que Dominiquin a voulu peindre le premier degré de la mort, dans la *Communion de saint Jérôme*. Le vieillard, épuisé par les travaux et par les années, sent qu'il est près de mourir : il conserve ses dernières forces pour se faire porter à l'église, où il veut recevoir la dernière communion. L'affaissement des chairs, la résolution générale des muscles, l'abattement de la face, nous font connaître la proximité de la catastrophe, quoiqu'une étincelle de foi et d'espérance qui sort de ses yeux, nous prouve que la vie est encore dans le cœur et dans le cerveau.

POUSSIN a marché sur les traces d'APELLE (1), dans son touchant tableau de l'*Extrême-Onction*. La mort est ici au dernier terme. Le malade est à cet état du trépas où les derniers soupirs convulsifs décèlent le passage de la vie à la mort complète. Le visage est décomposé, les yeux tournés et cachés sous la paupière supérieure; la bouche est ouverte; il ne tient qu'à vous de croire que l'individu est mort. Un des assistans a renvoyé un esclave qui apportait un vase de liquide avec lequel on

(1) FREART de Chambray, *Idée de la perfection de la Peinture ; au Mans*, 1662, *pag.* 124.

humectait sans doute les lèvres du malade et dont on n'a plus besoin; le fils qui pousse un cri et lève ses mains au ciel, semble dire que c'en est fait; mais le prêtre, qui a de l'expérience, continue ses fonctions, parce que la mort peut n'être pas consommée, vu que les derniers soupirs, qui toujours s'éloignent de plus en plus les uns des autres, ne sont peut-être pas tous encore épuisés.

Un autre objet pathologique sur lequel les Artistes se sont exercés, c'est l'expression de la douleur physique. Les Anciens sont restés en deçà de l'Art, parce que chez eux la beauté devait être respectée, même aux dépens de l'expression : on en voit la preuve dans la tête du LAOCOON (1). La plupart des modernes ont dédaigné cette règle; ils ont rendu la douleur avec toute la vérité possible, au risque d'enlaidir la plus belle figure. Quoi qu'en puisse dire le goût, la Didactique Médicale s'en félicite.

En composant le *Jugement dernier*, MICHEL-ANGE se souvenant peut-être de l'épisode du comte UGOLINO qu'on lit dans l'Enfer du DANTE, imagina de représenter un damné qu'un démon tourmente comme ce seigneur tourmentait l'Archevêque de Pise. Ce diable ronge le crâne du malheureux;

(1) Voyez l'ouvrage de LESSING, intitulé : *Laocoon, ou des limites respectives de la Peinture et de la Poésie*, dont M. VANDERBOURG a publié une excellente traduction en 1802, in-8°., fig.

celui-ci exprime sa douleur d'une manière si violente, que la figure en est hideuse (1).

Le triomphe de saint Michel, dans le tableau de Raphaël, cause à Satan autant de douleur physique que de rage. On ne peut pas en douter en voyant ses sourcils, sa bouche, sa lèvre supérieure et la contraction de tous les muscles de la face. Mais en comparant cette peinture à celle que je viens d'indiquer, on voit que Raphaël était peu propre à représenter des états aussi terribles, et qu'il lui en coûtait trop d'enlaidir même le Diable.

Le Brun me semble avoir été vrai dans plusieurs figures du *Serpent d'Airain.* Mais un Artiste qui a été sans retenue dans l'expression de la douleur physique, jointe à la vue d'un malheur épouvantable, c'est M. Moreau le jeune, dans la gravure qui représente la vengeance de Fulbert contre Abailard (2).

On pense bien que les Peintres n'ont pas songé à mettre des différences dans l'expression de diverses sortes de douleurs. Une pareille distinction n'a

(1) Ce groupe est dans une caverne, près de la barque de Caron. Il est mal dessiné dans les petites gravures du *Jugement dernier ;* mais il est très-bien senti dans la gravure de Th. Piroli.

(2) *Lettres d'*Abailard *et d'*Héloïse, *en lat. et en franç.* (de la traduct. de D. Gervaise), *précédées d'une vie d'*Abailard (par M. Delaulnaye). *Paris*, Didot *jeune*, 1796, 3 *vol. gr. in-4°*, *fig. de* Moreau. (T. 1, pag. 33.)

guère été faite que par les Médecins. La douleur *inflammatoire* diffère beaucoup de la douleur *nerveuse*, et la douleur *brûlante* de la douleur *gravative*. Des sensations si diverses doivent produire des expressions extérieures qui leur sont propres. Dans l'exercice de la Médecine il nous importe beaucoup de ne pas confondre ces sentimens pénibles, et nous sommes dans un grand embarras, lorsque le défaut d'intelligence de la part des malades, ou l'impossibilité de nous servir, avec eux, d'une langue commune, nous empêchent d'établir une distinction d'après la déclaration du sens intime. Il serait donc extrêmement utile de la tirer de la disposition des traits. Or, elle n'est pas impossible. Il n'y a pas de Praticien qui, au premier coup d'œil, ne distingue la douleur d'une inflammation des intestins d'avec la douleur de la colique, une céphalalgie fébrile d'avec un tic douloureux frontal. Mais il y a des nuances qui sont beaucoup plus délicates, et qui auraient besoin d'une étude spéciale; ces nuances analogues à celles qui ont été déja désignées sont précisément ce qui nous arrête dans la pratique. C'est ce qui me fait désirer que les Médecins perfectionnent beaucoup la Séméïotique des diverses sortes de douleurs, par des observations portant sur les traits du corps entier, et que les Artistes veuillent se joindre à eux pour exprimer de concert le résultat de leurs recherches. Quels que puissent être les signes dont je parle, il sera extrêmement difficile de les décrire oralement : on ne pourra les transmettre clairement que par les Arts du Dessin.

§ 23. *Que dans la collection de la Faculté on trouve les élémens des choses qu'il faut connaître pour l'Iconologie de la Biographie Physiologique.*

La fréquentation du Cabinet de Dessins de la Faculté doit préparer l'Elève à l'étude de l'Iconologie Biographique. En effet, dans la plupart des pièces qui composent cette collection, on voit l'homme, ou comme objet principal, ou comme accessoire ; et de quelque manière qu'il se présente, il devient toujours un sujet d'étude physiologique. Dans l'impossibilité de faire mention de tous les sujets dignes d'attention, je me contente de donner quelques exemples.

1° L'état de mort représenté de loin, et sous le Schématisme général, se voit très-bien dans le *Christ mort sur les genoux de sa mère*, de JORDAENS (n° 163), et dans le *Champ de bataille où l'on donne des ordres pour enlever les cadavres*, dessin de Joseph PARROCEL (n° 41).

2° Les divers états passifs où l'homme peut se trouver, sont ici savamment représentés : sommeil, diverses sortes de repos, ascension, assomption, vol humain supposé, chute ; rien n'a été oublié dans ce choix.

3° Je ne sais si l'on imaginerait un mouvement

humain musculaire extérieur qui ne se trouverait pas dans ces compositions. On y reconnaît dans ce genre, tout cequ'il est possible de voir : combats, occupations de la vie civile, chasses, exercices récréatifs, danses, cérémonies religieuses, prières publiques, scènes du genre héroïque, scènes familières, grotesques, bouffonnes ; exercices laborieux dans les Enfers Mythologiques, attitudes extérieures que déterminent les diverses sortes de pensées, etc.

4° Comme toutes ces actions ont exigé des Schèmes particuliers, il fallait que les sujets qui doivent expliquer chaque mouvement, pussent donner à l'Elève le *sentiment* du *raccourci*. Il y a peu de chose à désirer sous ce rapport. On verra avec instruction un Dessin de *Jean* COUSIN, ayant pour titre *Jugement dernier* (n° 126), fort différent de celui qui a été gravé d'après lui.

LA FAGE, que l'on a surnommé le MICHEL-ANGE *français*, renferme dans les dessins que nous avons de lui, une École complète, non-seulement du nu, mais encore du Schématisme héroïque. *La bataille des Amalécites* (n° 26) est un prodige, sous le rapport de la variété des attitudes.

On ne verra point sans intérêt un croquis de BANDINELLI (n° 86 sur le *verso*). L'auteur a couvert une feuille de papier d'un grand nombre de figures groupées, extrêmement diversifiées.

Il serait à désirer que nos Elèves pussent critiquer avec justesse cette partie du Dessin dans les productions des Peintres célèbres. On connaît l'épigramme de SALVATOR ROSA contre les membres de l'Académie de Saint-Luc à Rome, qui avaient rejeté un aspirant tout à la fois Peintre et Chirurgien : *Vous avez grand tort de ne pas le recevoir, car il pourrait vous rendre quelquefois service en remettant les membres aux figures qu'on estropie journellement ici.* Je ne veux certainement pas que nos Elèves puissent redresser ces membres luxés ou fracturés dans les tableaux des Peintres; mais je souhaiterais ardemment qu'ils en pussent bien faire le diagnostic.

5° L'acte d'une mort simple, aussi tranquille qu'on peut la concevoir, se trouve représentée dans le dessin de C. VANLOO, qui a pour titre *Mort de saint Benoît* (n° 65), et dans celui de BERNIN qui représente la *Mort de sainte Thérèse* (n° 90).

6° L'expression des affections morales et physiologiques sur la face ne se trouve pas souvent dans une première pensée; les nuances des passions exigent presque toujours une lenteur et une attention qui ne s'accordent guère avec le feu d'un premier jet. Cependant lorsqu'une tête a été conçue indépendamment de la composition dont elle fait partie, et que l'expression de la face est l'objet essentiel de cette création, il arrive souvent que malgré la rapidité d'un simple croquis, le Schème pathétique est frappant.

Je ne m'occupe point encore des affections

morales; comme cet article ne se rapporte qu'à la Séméïotique pathologique, je me borne à l'expression des douleurs physiques. D'après cela, je désire qu'on jette un coup d'œil, dans la Collection de la Faculté, sur la *première pensée* où PUGET a dessiné le projet de son fameux *Milon de Crotone.* Dans ce dessin la douleur physique est exprimée avec une force telle qu'on n'a plus rien à désirer pour cette peinture (1).

On trouve dans la même collection un autre ouvrage du PUGET : c'est un buste en terre cuite, ayant pour titre : *Mort de saint Louis de Gonzague.* Quand on le compare à la *Mort de saint Benoît*, il est aisé de voir la différence qui existe entre l'expression d'une mort tranquille, sans douleur, sans angoisses, sans regret, et celle d'une mort où le sentiment de la foi et de la résignation s'accompagne d'une langueur et d'une souffrance qui pénètrent le spectateur.

(1) Voyez ce dessin original du PUGET, parmi ceux des *Peintres du Midi* que possède la Faculté (1re salle, n° 48); mais voyez aussi le dessin du même Maître, qui se trouve dans la 3e salle sous le n° 233. Sur ces espèces de *Notes d'Artiste*, on remarque, à côté d'un grand nombre d'études de têtes de divers genres, de mains, de personnages, etc., une *Tête d'homme souffrant*, dont celle du *Milon de Crotonne* est la copie : ce qui semblerait prouver que le célèbre Sculpteur avait déjà bien conçu, et parfaitement exprimé la *douleur physique* avant d'exécuter ce beau groupe en marbre qui devait immortaliser son nom.

7° Comme les Elèves doivent entendre parler, dans le cours de leurs études médicales, des rapports physionomiques que l'on a prétendu trouver entre l'homme et les animaux, on n'est pas fâché qu'ils aient eu occasion de remarquer dans les salles de cette collection un Dessin de TIEPOLO, Peintre vénitien, fort estimé, qui est rempli de ces sortes de comparaisons (1).

(1) Voyez le n° 267.

QUATRIÈME PARTIE.

RAPPORTS ENTRE L'ESPRIT DE LA PEINTURE ET CELUI DE LA PHYSIOLOGIE MEDICALE.

§ 1. *But de la quatrième partie de cet Essai.*

DEPUIS quelque temps, les ouvrages qui ont pour objet l'Instruction générale, ramènent la question de l'influence de l'Art du Dessin dans l'institution libérale. Je trouve dans un Journal un article dont le titre est : *des Beaux-Arts considérés comme moyen d'Éducation : Peinture* (1). On n'y examine pas l'utilité de la partie technique de l'Art ; on se propose de voir quelles sont les idées morales et les dogmes philosophiques qui forment le sujet habituel des pensées des Artistes.

Je l'ai déjà dit : la Grammaire d'une langue est à la Littérature de cet idiôme, ce que les Arts techniques du Dessin sont à la Peinture prise dans l'acception la plus relevée. Et comme on a dit que la Littérature est l'expression des mœurs, du goût, des dispositions intellectuelles, de ceux qui la

(1) Journal officiel de l'Instruction publique, vol. 1, N° 69.

pratiquent, et partant des tendances morales de ceux qui la cultivent en amateur : on peut dire que la Peinture dominante d'un pays et d'une époque, exprime la civilisation, les inclinations de la République pittoresque, son goût solide ou frivole, élevé ou bas, profond ou superficiel, étendu ou resserré, et toutes les autres différences et nuances que l'on peut remarquer dans cette association d'hommes.

Puisque, d'une part, cette République est susceptible de divers degrés de développement, d'une philosophie progressive, de tendances mentales et variables, en un mot d'un esprit général ; et que, de l'autre, la République médicale est dans des conditions pareilles : il nous semble curieux de les comparer toutes deux sous ce point de vue, afin de voir si, au moyen de ce parallèle, les deux termes s'éclairciraient mutuellement.

Or, je crois voir dans la constitution de la Peinture et dans celle de la Physiologie Médicale assez de ressemblance, pour que l'étude de l'une puisse favoriser l'étude de l'autre. Ce sont ces rapports intimes qui vont faire l'objet de cette quatrième partie.

La loi de la Méthode veut que, quand il s'agit d'études, la difficulté des idées soit progressive et croissante. D'après cela, dans un systême de connaissances successives où l'on se piquerait de suivre cette règle, la Philosophie Pittoresque passerait avant la Philosophie Médicale. En effet, tout ce que le Peintre doit concevoir et exprimer, est du ressort des sens extérieurs et du sens intime. Il ne s'occupe que de choses qu'il a vues, et des modifications mentales qu'il a senties réellement, dont il peut retracer le souvenir par l'imagination. Il n'en est pas tout-à-fait de même du Médecin : une partie de ses connaissances sont sans doute le résultat immédiat de ses sensations; mais une grande partie de sa vie est employée à réfléchir sur un grand nombre de choses très-réelles, qu'il est obligé d'admettre, de distinguer, de classer, de décrire seulement par l'intelligence, sans qu'il lui soit possible de les concevoir : je veux parler des modes divers dont est susceptible la cause active qui opère les fonctions naturelles et les maladies. Mais ces phénomènes nous montrent une certaine analogie avec les fonctions animales ; et les ressemblances des effets nous induisent à en reconnaître de pareilles dans les causes. Il s'ensuit que lorsque le Médecin veut se faire une idée des modes différens qui surviennent dans notre Puissance Vitale, il ne peut trouver des comparaisons et des analogies que dans les facultés et dans les affections de l'Ame. Ainsi, des notions justes sur la constitution de la science de la Peinture peuvent servir de prélude et d'introduction à la Physiologie médicale.

C'est donc encore en travaillant à l'éducation de nos Élèves, sous un quatrième point de vue, que nous avons disposé une collection de Dessins où il sera aisé de saisir le véritable esprit de l'Art.

§ 2. *Objet essentiel de la Physiologie Médicale.*

La Physiologie Médicale est la science de la Nature Humaine.

Les objets principaux de cette science sont, 1° la connaissance de tous les élémens sensibles qui composent l'homme, c'est-à-dire, des principes que nos sens peuvent apercevoir, et que notre imagination peut retracer à volonté dans l'esprit; 2° la connaissance expérimentale et abstraite des causes actives internes d'où dépendent les phénomènes qui s'exercent dans cet être, et que l'on ne trouve jamais dans des agrégats dépourvus de la vie; 3° la connaissance de l'influence qu'exercent sur l'homme vivant et pensant toutes les choses qui l'entourent, et en général, toutes celles qui peuvent agir sur lui.

Ainsi, la Physiologie se compose de la Physique du cadavre humain, de la Dynamique de l'homme vivant, et des modifications que produisent en lui tous les objets extérieurs.

La Dynamique de l'homme vivant se divise en deux parties. Les phénomènes qui en font la base sont de deux sortes : les uns sont des *phénomènes de conscience ;* les autres sont des *phénomènes naturels.* La distinction des faits a exigé une division correspondante des causes ; de là sont venus les deux points de vue suivans : Homme considéré en tant qu'il est individuel, et qu'il a conscience de toutes les modifications qu'il reçoit ; et Homme considéré en tant qu'il est individuel, et dont les modifications sont étrangères au sentiment de conscience. En abstrayant mentalement les causes actives d'avec les autres élémens qui constituent le systême, on les a désignées la première par *Ame*, la seconde par *Force Vitale*.

Les phénomènes purement naturels n'ont pas d'autre cause active que la Force Vitale ; mais il est un grand nombre d'opérations qui s'exécutent par le concours de ces deux Puissances. L'Histoire et la Théorie de ces phénomènes mixtes constituent une partie importante de la Physiologie Humaine, que BACON a désignée sous le nom de *Doctrine de l'Alliance.*

Existe-t-il des phénomènes qui proviennent seulement de l'Ame, qui n'aient aucun besoin de la coopération de la Force Vitale, et pour lesquels les organes ne servent que de siége ? Cette question se rapporte particulièrement aux actes de la *volonté* et de la *nolonté ;* à la *liberté* qui dirige les pensées dont l'esprit s'occupe ; aux opérations purement intellectuelles, dégagées de toute sensation, dans le silence de la méditation et à l'abri de toute passion.

Ce problème n'a pas encore été résolu et il n'est pas près de l'être. Provisoirement on a trouvé à propos de faire une Philosophie Médicale qui nous dispensât de nous prononcer sur des questions aussi ardues. En général, les Médecins étudient inégalement les causes actives de l'homme. Leur grande affaire est de connaître à fond la Force Vitale; quant à son associée, ils ne cherchent à l'examiner que par rapport aux actes de l'Alliance. L'observation de ces faits ne nous permet pas de fermer les yeux à la coopération d'un des consorts, et en épiant l'action de l'un, nous ne pouvons pas nous empêcher de voir la manière d'agir de l'autre; mais on s'aperçoit bien de la répartition de notre intérêt, et l'on voit que si nous sommes spectateurs de celui-ci, nous sommes explorateurs de celui-là.

§ 3. *Objet essentiel de la Peinture considérée comme science.*

La Peinture que j'examine dans cet article n'est pas l'ensemble des moyens propres à représenter des objets vus ou imaginés; cet Art Mécanique n'est que la manifestation des idées qui existent dans l'esprit de l'Artiste. Les idées qui ont donné naissance aux représentations sont la partie fondamentale, la nature proprement dite de la Peinture. Je cherche donc à déterminer en quoi consiste le concept créateur qui porte à exprimer une pensée par les Arts du Dessin.

Quel est le besoin qui a suggéré la formation des images? C'est un vif désir d'imiter un monde tel que nous l'avons vu, ou tel que nous l'avons inventé, afin que l'homme fictif, qui en fera partie, excite dans le spectateur un sentiment sympathique, pareil à celui qui agite actuellement l'Auteur.

Je prie le lecteur de réfléchir un instant sur *cet objet essentiel de la Peinture.* Si je ne me trompe pas sur cette manière de considérer l'Art, la connaissance de l'homme en est la base. C'est lui qui est le centre du monde; ce que l'univers enferme ne vaut la peine d'être représenté qu'en proportion du rapport qu'il peut avoir avec nous. Ce que l'Art veut connaître et décrire, c'est d'abord l'homme, et ensuite toutes les choses qui peuvent l'intéresser. N'est-ce pas dire qu'en Peinture comme en Physiologie Médicale, la première étude est de connaître la nature de l'homme et ses *choses non-naturelles?*

Ainsi le Peintre étudie la constitution de l'homme, c'est-à-dire sa construction physique, ses causes actives et les modifications que cet agrégat reçoit de la part de tout ce qui l'entoure. Mais au lieu de séparer les deux causes actives, pour les observer distinctement, il ne pense guère qu'à la Puissance Morale. En effet, à l'exception de quelques cas où l'homme doit être représenté sous l'empire d'une affection morbide, il n'aspire qu'à nous le faire voir comme pensant, agissant, éprouvant des passions, et il ne l'entoure que de causes capables d'intéresser son âme.

§ 4. *Conclusion : analogie entre les moyens de la Peinture et ceux de la Physiologie Humaine.*

On voit que la Physiologie et la Peinture étudient le même sujet, l'une pour le posséder, pour agir sur lui, pour le décrire et le copier fidèlement; l'autre pour le concevoir, pour l'imiter et le représenter.

Les Elèves de l'une et de l'autre ont des études communes : l'homme anatomique, l'homme vivant, l'homme pensant, l'homme susceptible de sentir les choses qui composent le monde, l'homme en relation avec ses semblables.

Cette communauté de sujets d'étude suffirait pour établir une grande analogie entre les deux sciences, quoique les objets essentiels ne soient pas les mêmes.

Il faut convenir que le Physiologiste et le Peintre se proposant des buts différens, ne doivent pas porter le même degré d'attention à chacune des parties du sujet. Ainsi le premier qui cherche des causes doit se proposer un grand nombre de problèmes, dont le second n'a garde de s'occuper, attendu qu'en général il pose les faits, et qu'il se contente d'en voir les conséquences.

Une des différences les plus remarquables, c'est celle qui consiste en ce que l'un porte sa plus grande attention sur la Force Vitale, et l'autre sur l'Ame. Mais malgré cette disparité, il faut voir une analogie philosophique dans l'étude de ces deux causes. En effet, lorsqu'on analyse ces deux faits généraux, et qu'on en veut rédiger les lois principales, on est frappé de la ressemblance qui existe entre leurs codes respectifs, et l'on n'est pas surpris de voir que quelques hommes de beaucoup de mérite, tels que PERRAULT, STAHL, GAUBIUS, WHYTT, CABANIS, aient regardé ces deux causes actives comme identiques, et, par conséquent, comme n'en formant qu'une seule. Je suis loin d'admettre cette identité; mais la ressemblance est suffisante pour que je puisse dire que l'étude approfondie de la cause active suivant la méthode des peintres, doit favoriser singulièrement l'étude de la Force Vitale.

Ainsi, on ne peut pas méconnaître une assez grande analogie entre la Peinture et la Physiologie, puisqu'un très-grand nombre de faits leur sont communs, et que dans les cas où elles se séparent par leurs objets essentiels, elles étudient suivant des méthodes pareilles.

§ 5. *Quelle est la plus relevée et la plus difficile des connaissances qu'on doit acquérir dans la Peinture et dans la Médecine?*

Dans la Peinture, ce qu'il y a de plus difficile et de plus relevé c'est de *peindre les âmes*, comme disaient les Anciens.

Dans la Physiologie Médicale, c'est de formuler les lois de la Force Vitale, et d'en spécifier le tempérament, que Gaspard Hoffmann appelait l'*Ame Médicale*.

Dans l'un et dans l'autre cas, cette connaissance supérieure suppose, non-seulement une force de tête qui n'est point commune, mais encore l'acquisition d'un très-grand nombre de faits de détail, d'observations délicates, et partant beaucoup de sagacité et de patience. Elle n'est donc pas infuse; on ne se la procure que péniblement, et l'expérience a prouvé que tous les esprits ne sont pas capables de la posséder.

La ressemblance du rang qu'occupe cette partie de la science dans sa sphère, est un autre point d'analogie qui me paraît de la plus grande importance, et sur laquelle je m'expliquerai bientôt plus amplement.

§ 6. *Question faite par un ancien Médecin à* Galien.

Galien qui aimait à draper ses confrères quand l'occasion s'en présentait, parle d'un certain Julien, médecin contemporain, qu'il avait connu à Alexandrie, et chez qui il se rendait familièrement avec Apollonide et Seranus. Ils apprirent de sa bouche, dit-il, force choses de peu de valeur; mais Julien ne put jamais leur expliquer la différence qui existe entre l'*affection* (*Pathos*) et la maladie (*Nosos*),

système ou groupe de symptômes. « Une singularité
» remarquable, c'est que ce personnage, qui a fait
» et refait plusieurs fois ses Institutes, dont il
» n'était jamais content, n'a osé nulle part donner
» une véritable définition de la *maladie* (en oppo-
» sition avec celle de l'*affection*), quoiqu'il ait
» mis dans son livre un grand nombre de choses
» qui ne font rien au sujet, si bien que l'on y
» trouve même cette question : *La Peinture peut-
» elle être utile aux Médecins?* (1) »

La distinction de l'affection et de l'ensemble des symptômes est une idée essentiellement médicale : si GALIEN est le premier qui l'ait émise, il a raison de s'en glorifier, et on ne peut pas le blâmer d'avoir parlé d'une manière défavorable d'un Médecin qui avait négligé ou repoussé un dogme fondamental, aussi essentiel en Thérapeutique qu'en Physiologie.

Mais une chose qui m'étonne, c'est que GALIEN n'ait vu aucun rapport entre la Peinture et la Médecine, et que la question de JULIEN sur cette relation lui ait paru si frivole. S'il avait eu quelques notions justes sur l'essence de la Peinture, il aurait vu que les deux sciences ont entr'elles des ressemblances frappantes, et loin de se moquer du problème de l'Africain, il l'aurait engagé à poursuivre le parallèle que l'on peut établir dans la distribution de leurs sujets respectifs, et dans la méthode de

(1) GALEN., *Method. med.*, *lib.* 1, *cap.* 7.

leurs études. Je suis persuadé qu'entre les résultats de cette comparaison auraient été la distinction des deux causes actives, et en même temps leurs analogies ; par conséquent l'*altérité* d'une *affection morbide* par rapport aux symptômes qui la manifestent, mise en regard d'une *affection morale* que nous ne confondons pas avec ses diverses sortes d'expressions.

Je ne doute pas que des personnes étrangères à la Médecine, qui ont une idée suffisante de la Peinture, de la série des objets qui la composent, et de la hiérarchie des connaissances qui la constituent, ne puissent suivre beaucoup de controverses physiologiques, et qu'elles ne soient en état de porter un jugement plus sain que celui des hommes de l'Art engagés dans des partis. Ainsi quand il s'agit de comparer le dogme des *affections morbides* avec les opinions de la Doctrine dite Physiologique, je déférerais volontiers le procès à ce *Peuple* dont je parle.

§ 7. *En entreprenant l'étude de la Peinture ou de la Médecine, importance également nécessaire de connaître préalablement les partitions de ces sciences.*

Une science quelconque peut être embrassée tout entière comme par une enceinte, où sont arrangés tous les faits qui la composent et toutes les propositions générales qui en ont été déduites. Si la science n'est point finie et arrêtée, on doit se représenter cette enceinte comme ayant encore des ouvertures, pratiquées à dessein, pour recevoir les nouveaux faits utiles, et pour en exclure les assertions ou fausses ou arbitraires qui s'y seraient glissées. Avant d'entreprendre l'étude des détails, il est indispensable de parcourir d'un coup d'œil toute l'étendue de l'établissement, d'en distinguer les diverses séparations, de saisir l'ordre suivant lequel les objets ont été placés, ainsi que la raison de cette disposition, et de remarquer dans chaque chose son importance et sa dignité.

Sans ce premier coup d'œil, l'étudiant s'expose à ne jamais posséder toute la science. En examinant les détails, sans en connaître les relations réciproques, il risque de mal connaître une chose faute d'avoir appris celle qui précède; de plus, n'ayant pas vu l'ordre naturel, il ne sait pas ce qu'il lui reste à faire, et il s'arrête sans inquiétude sur un point qui est bien loin du terme; enfin, tandis qu'il porte toute son attention sur un objet de peu d'importance qui le séduit, il perd son temps, et n'atteint jamais au véritable but de sa course.

Tout cela est également vrai et pour la Peinture et pour la Physiologie Médicale. Comme les parties de ces sciences sont disposées semblablement dans les enceintes fictives dont je viens de parler, les avantages que l'on trouve à les parcourir, et les inconvéniens qu'il y aurait à les négliger, sont tout-à-fait pareils.

En Physiologie, le catalogue des objets se divise en deux listes tout-à-fait séparées, dont l'une contient seulement l'Homme, et l'autre tout ce qui n'est pas l'Homme et qui peut influer sur lui. Les parties de la première sont désignées sous le nom de *choses naturelles ;* celles de la seconde sont les *choses non naturelles*, ou *Hyle Iatrica*, Matière Médicale, prise dans l'acception la plus étendue. La Peinture peut comprendre ses sujets dans deux divisions pareilles; dans la première est l'Homme; dans la seconde, tout le reste de la Création, et de plus, tous les êtres fantastiques qui n'ont pas la forme humaine, et que l'imagination a enfantés.

Je vais essayer de présenter une concordance des parties de ces deux sciences, afin que l'on y voie plus clairement l'analogie des sujets, des buts, des méthodes, des marches que j'ai indiquées rapidement.

L'HOMME.

PEINTURE.	PHYSIOLOGIE MÉDICALE.
1° Principes du Dessin, c'est-à-dire, Portraiture de toutes les parties du corps humain séparément, avant de les assembler dans une figure complète.	1° Anatomie humaine synthétique, c'est-à-dire, description de chaque partie, dans l'intention de les réunir pour en composer le systême entier.

2° Académies, avec une description détaillée de toutes les parties externes.

2° Sujet entier que le Physiologiste doit connaître de manière à être en état d'en démontrer les plus petites parties; ce que les Anciens ont appelé *Anatomie Analytique*, et que quelques Modernes nomment *Anatomie des régions*.

3° Connaissance des variations des diverses races humaines.

3° Connaissance des variétés des races qui est aussi nécessaire au Physiologiste qu'au Peintre.

4° L'Homme représenté agissant, remplissant des fonctions; Schématisme de tous les états où il se trouve, et de tous les actes qui s'exécutent en lui.

4° Portion de la Physiologie que l'on nomme *Usage des parties*.

5° Caractères de la vie humaine, capables de la faire sentir dans les divers états, indépendamment de tout Schème particulier; comme dans un portrait, par exemple, où il est nécessaire de reconnaître la *vie* sans action déterminée.

5° Étude explicite des divers points de vue sous lesquels l'agrégat humain se présente: Caractères de l'Ame, de la Force Vitale, de l'Alliance, qui puissent nous faire formuler les lois de leurs manières d'agir.

6° Beauté humaine.

6° Euchrestie des fonctions.

7° Grâce.

7° Sympathie des individus, indépendamment des formes qui constituent l'Euchrestie.

8° Difformité; laideur; caricature.	8° Monstruosités; dégradation, anomalie des formes naturelles.
9° Expression d'un sentiment subit par l'impression d'un objet présent, ou par un fait nouvellement appris.	9° Réaction soit purement vitale, soit mixte et provenant de l'Alliance des deux causes actives, par la lésion récente d'une impression malfaisante.
10° Affections morales, sentimens, passions qui modifient profondément l'Ame, et dont les causes dépendent de dispositions psychologiques antérieures.	10° Affections morbides provenant de causes internes, soit natives, soit introduites de longue-main; affections qu'il est impossible de faire naître à volonté par des impressions extérieures, en quoi elles diffèrent beaucoup des maladies réactives, que l'on reproduit quand on veut.
11° Spécification des genres et des nuances de ces affections, de manière à les distinguer exactement, à les limiter, et à faire reconnaître les circonstances qui empêchent de les confondre avec les limitrophes.	11° Distinction et *caractérisation* de chaque affection morbide, faites de manière que chacune ait son signalement propre, ou que l'on reconnaisse la *promiscuité* de celles qui se sont compliquées.
12° Caractère.	12° Tempérament.

LE MONDE.

PEINTURE.	PHYSIOLOGIE MÉDICALE.
13° Le Monde n'intéresse le Peintre qu'en proportion de	13° De toute l'Histoire Naturelle, le Physiologiste n'é-

l'influence que les objets extérieurs exercent sur l'Homme. Ainsi, le choix des objets à représenter se rapporte à un but déterminé : il s'agit de produire une affection particulière ou sur le Spectateur, ou sur l'Homme fictif qui entre dans la composition.

tudie que la *Hyle Iatrica ;* c'est-à-dire, que les choses qui peuvent modifier la Force Vitale humaine, soit en bien, soit en mal. Il les coordonne d'après les intérêts de l'Homme, en Matière Diététique, Matière Thérapeutique, Matière Vénéneuse (1), Matière Chirurgicale (2), Matière Voluptuaire (3), etc. De plus, dans l'emploi, il les dispose d'après des méthodes appropriées aux divers cas de la manière d'être des causes actives, ou des états mécaniques des organes.

14° La Peinture ne se contente pas de représenter les divers objets des Règnes de la Nature, pour produire les diverses affections qu'elle veut faire naître dans l'Homme ; elle a recours à des êtres fantastiques, qui agissent quelquefois plus efficacement que la vérité.

14° La Médecine a aussi une Hygiène et une Thérapeutique Superstitieuses, qui ont des avantages. Je ne parle pas d'une foule de moyens dont l'utilité réelle pourrait être contestée ; mais du grand nombre de ceux qui sont sans la moindre relation avec les résultats qu'on en attend, et et que le praticien conserve pour agir utilement sur l'imagination de personnes imbues de préjugés.

(1) Joan. Georg. Puihn, *Mater. venen. Regni vegetab.* Lips., 1785, in-8°.

(2) Plenck, Pharmacologie chirurgicale, etc. Paris 1786, in-8°.

(3) Plazins, *De jucundis morborum causis.* Lips. 1754.

Il me semble que ce parallèle justifie ce que j'ai dit sur l'analogie de la Peinture, considérée comme Science, et de la Physiologie Humaine; cependant, je n'ai montré que les titres les plus généraux. J'aurais pu multiplier les divisions, et descendre beaucoup plus bas dans les matières : mais j'ai craint de tomber dans une redondance de preuves.

§ 8. *La conception de la Peinture ayant de l'analogie avec celle de la Physiologie Humaine, le Cabinet-Atger peut être regardé comme un Monogramme ou un Dessin au trait des Partitions Médicales.*

Je n'ai suivi l'analogie de la Peinture et de la Physiologie Médicale que dans la conception. La comparaison des opérations techniques de ces sciences pratiques aurait pu être forcée. Mais en nous en tenant à l'instruction spéculative, je ne puis croire que l'on conteste l'utilité didactique directe de cette collection.

J'ai déjà dit que les Dessins du cabinet de la Faculté présentaient des sujets extrêmement variés. Je n'ai considéré cette circonstance que dans l'intérêt de l'Art, et pour montrer quels sont les objets visibles que le simple Monochrôme peut représenter. Maintenant il est bon de l'examiner sous le point de vue de la constitution de la Peinture.

On s'est appliqué à réunir ici tous les genres : c'est dire que nous y trouverons quelque exemple de chacun des titres qui ont été rédigés. Si l'on voulait disposer les articles du catalogue de la Collection, suivant les Partitions que je viens d'esquisser, on trouverait dans chaque article des leçons et des modèles qui se rapporteraient à leur texte. Si en même temps on voulait se donner la peine d'exprimer chaque texte dans des termes assez généraux, pour qu'on pût les appliquer aux articles homologues des partitions Physiologiques, le lecteur y trouverait à la fois une introduction ou un sommaire des deux sciences, où il apprendrait la nature et l'ordre des matières, le rang et la dignité de chacune. Ce serait comme deux langues congénères que l'on pourrait étudier simultanément : leurs mots respectifs, leurs règles, leurs syntaxes se fortifieraient réciproquement.

§ 9. *Appréciation des Peintres et des Médecins d'après les titres des partitions de leurs sciences.*

On sait que De Piles a cherché à apprécier les Peintres célèbres d'après quatre parties de la Peinture, qui lui ont paru suffisantes pour faire connaître le genre de leur mérite. Ces parties sont : 1° la Composition ; 2° le Dessin ; 3° le Coloris ; 4° l'Expression. Elles ne me semblent pas suffisantes : il y a dans la Peinture des qualités qui ne sont pas nécessairement renfermées sous ces titres. D'ailleurs les trois premières tiennent plus à l'exécution qu'à la conception, et la troisième se rapporte surtout aux représentations Polychrômes, tandis que je considère la Peinture dans un sens plus général, comme l'*Art d'imiter l'homme et toute la partie du monde qui l'intéresse*. En conséquence, je désirerais qu'un connaisseur voulût faire une appréciation d'après ce nouveau tableau qui serait plus détaillé, et qui exprimerait mieux les analogies réelles qui existent entre cette science pratique et la Médecine.

Je voudrais que l'on se servît d'une table des Partitions Physiologiques rédigées conformément à celle que j'ai mise à côté de la table pittoresque, pour apprécier les Médecins dont les ouvrages sont le plus dignes de notre vénération.

En Peinture, les Gens de Lettres, les Philosophes, les hommes de goût, mettent au premier rang les artistes qui ont brillé par l'expression. RAPHAËL, RUBENS, LE BRUN, POUSSIN, LÉONARD DE VINCI, LES CARRACHES, LE SUEUR, JULES ROMAIN, DOMINIQUIN, JOUVENET, sont les noms dont on parle avec le plus d'intérêt. J'aurais désiré que DE PILES eût augmenté le numéro de l'expression pour l'article de BOURDON. Le nombre 4 (1) me semble injuste, quand je pense

(1) Le numéro de la *Perfection* qui n'existe pas est 20; *Raphaël* est noté pour 18; *Le Brun* pour 16.

à la ferveur et à la foi vive qui caractérisent la figure de Saint PIERRE, dans le tableau de cet Apôtre confondant SIMON le Magicien ; à sa gravure *O vos omnes qui transitis per viam ;* aux *OEuvres de Miséricorde*, et à quelques autres de ses productions.

La qualité médicale qui correspond à l'expression, c'est l'intelligence des affections morbides. Les Médecins que nous révérons le plus sont de deux sortes : ceux qui ont transmis la science sans l'accroître, et ceux qui l'ont étendue ou perfectionnée. Quelle que soit notre reconnaissance pour ceux qui ont simplement continué la tradition, ils ne sont en grande réputation que dans les Écoles. Mais ceux qui ont ou corrigé des erreurs, ou agrandi le champ de la Médecine, sont l'objet d'une sorte de culte parmi les Praticiens qui étudient. Or, ce sont ces Auteurs originaux qui méritent le nom de Princes de la Médecine. Il faut remarquer que ceux qui ont le plus d'autorité, sont ceux qui ont le mieux distingué les divers états morbides. Nous pouvons citer GALIEN, qui paraît avoir établi le premier la différence qui existe entre les notions de *maladie*, de *symptômes* et d'*affection ;* FERNEL, qui, sur cette matière, a été son plus digne interprète ; BAILLOU, qui a signalé le rhumatisme aigu, et les caractères de diverses épidémies ; SYDENHAM, qui non-seulement a très-bien distingué différentes affections épidémiques, mais encore a fait connaître des nuances très-importantes dans des affections épidémiques qui paraissaient identiques ; BÉRENGER DE CARPI, qui sut apercevoir la Syphilis sous des formes très-variées ; EUGALENUS, qui décrivit le Scorbut ; MUSGRAVE, qui a mis à découvert tous les masques de la Goutte, et BARTHEZ, qui a marché si fructueusement sur ses traces ; SEVERINI, TORTI, RAMAZZINI, WERLHOFF, FINKE, etc.

Je remarque que dans la table pittoresque de DE PILES, les hommes distingués par l'expression sont en même temps supérieurs dans le Dessin. Ainsi LE BRUN a le numéro 16 ; les CARRACHES, 17 ; LE DOMINIQUIN, 17 ; RAPHAËL, 18 ; RUBENS, 13. C'est qu'en général, un artiste ne peut rendre les affections morales et les diverses nuances du sentiment, que lorsqu'il est en état de représenter passablement toutes les formes du corps où ces modes existent. L'Ame humaine ne serait pas reconnue dans un agrégat dont les parties ne seraient pas conformes à la structure naturelle. Au reste, sous la dénomination de Dessin, l'Auteur renferme plusieurs qualités différentes qui ne sont pas inséparables, comme, exactitude des formes spéciales d'un sujet déterminé ; choix général de ces formes ; vérité des contours ; perfection de tous les traits internes ; variété des personnes ; figure des races des hommes de diverses contrées, des tempéramens, des caractères, des inclinations, des diverses classes de la société ou de l'éducation des individus ; connaissance profonde de cette partie de la Perspective que l'on nomme le *Raccourci*, etc. Il n'arrive jamais qu'un Dessinateur soit fort dans toutes ces parties ; il peut même se faire qu'il ne doive sa réputation qu'à deux ou trois de ces qualités. MICHEL-ANGE est grand par le contour général et par les traits internes de figures de prédilection qui sont d'une nature robuste, et par une science profonde du Raccourci ; d'ailleurs, il y a chez lui peu de variété : ignorance de la différence des races, de celle qui distingue les hommes de diverses professions, et de la plupart des autres circonstances qui spécifient les individus. Le Tintoret est remarquable par l'exactitude des formes et par le Raccourci ; sous tous les autres rapports, son dessin laisse beaucoup à désirer. RAPHAËL qui n'est pas aussi fort que ces deux autres, sous le rapport du Raccourci, les surpasse par le choix des formes qui, chez lui, sont toujours pleines de grâces. Ainsi, quand un Artiste a exprimé des sentimens moraux, il a dû être Dessinateur, c'est-à-dire, qu'il a dû connaître assez le corps de l'homme pour représenter avec vérité des organes où s'exécutent les fonctions qu'il devait décrire. Il a donc su tout ce qui se lie aux affections qu'il a peintes avec succès, et l'on a raison de dire qu'il est Dessinateur, puisqu'il connaît du Dessin ce qui était nécessaire pour arriver à son but, quoiqu'on ne soit pas sûr qu'il possède également toutes les autres parties de l'Art.

Disons-en autant des grands Médecins. Ils ont été des *Anatomistes* et des *Physiologistes*; ils ont apprécié la Nature Humaine autant qu'il était nécessaire pour signaler et pour dépeindre fidèlement les *affections morbides* qu'ils avaient l'intention de nous faire connaître. Il est vrai que cette connaissance est relative, et non pas universelle, absolue. Ils ont vraisemblablement ignoré beaucoup de choses qui sont renfermées dans les fastes de la science; mais je ne m'occupe pas plus de cette ignorance que de celle où pouvaient être les grands Peintres, par rapport aux parties qu'ils avaient négligées.

Les Peintres et les Médecins qui sont d'une grande supériorité dans l'art de reconnaître et de décrire fidèlement leurs affections respectives, sont donc placés au premier rang dans leurs ordres. Entre les motifs de ce jugement général se trouve cette persuasion tacite, que ceux qui sont parvenus à se distinguer dans cette partie de l'Art, possédaient les connaissances que nous avons placées antérieurement dans les deux tableaux de partitions comparées. Cet ordre est une vraie progression, et l'expérience nous prouve, aussi-bien que la raison, qu'une supériorité dans les premières parties ne dispense pas d'une étude spéciale dans les suivantes, puisque les influences des études différentes ne sont pas réciproques. Ainsi, dans la république pittoresque, nous trouvons au tableau de De Piles, quelques Peintres dont les numéros sont assez élevés, à l'article du Dessin, et qui descendent beaucoup à l'article de l'Expression. L'ALBANE a 14 pour le Dessin, et 6 pour l'Expression; Daniel DE VOLTERRE, 15 pour le Dessin, 8 pour l'Expression; MICHEL-ANGE, 17 pour le Dessin, 8 pour l'Expression; POURBUS, 15 pour le Dessin, 6 pour l'Expression; LE TITIEN, 15 pour le Dessin, 6 pour l'Expression. On voit donc que ces bons dessinateurs sont restés bien médiocres par rapport à la peinture des sentimens moraux; aussi sont-ils rarement cités dans l'Æsthétique, quoique les Professeurs de Dessin les louent, et que les Amateurs du Coloris parlent de quelques-uns d'entr'eux avec enthousiasme.

On peut faire la même remarque chez les Médecins. Il en est qui ont de la célébrité dans les premières parties des Partitions Médicales, et que l'on peut citer avec éloge soit en Anatomie, soit dans la Chréïologie (1), soit dans la Physiologie expérimentale, et qui sont sans autorité dans la Médecine Pratique. Les dissections les plus délicates, le mécanisme des fonctions en tant qu'elles dépendent de la structure des organes, l'histoire des phénomènes *réactifs* que diverses impressions déterminent sur le corps humain vivant, ne sont pas capables de nous donner une notion suffisante de la *Nature de l'homme*, ni par conséquent de nous conduire dans la Pathologie ni dans la Thérapeutique internes.

(1) Théorie des fonctions de chaque organe, ou Doctrine *De Usu partium.*

Ces connaissances suffisent pour la Théorie et pour la Pratique des maladies dites externes : mais pour avoir une idée des maladies internes ou affectives, il faut s'élever jusqu'à la notion abstraite de l'individualité vitale, aux dogmes qu'Hippocrate a établis sous les noms d'*unité* et de *conspiration*, et au principe des affections morbides, qui sont les bases de la Physiologie Humaine, et par conséquent de la vraie Médecine. C'est faute de s'être occupé de ces objets importans, que les Vésale, les Malpighi, les Ruysch, les Winslow, les Albinus, les Morgagni, les Haller même, sont rarement nommés quand il s'agit ou de Physiologie Transcendante, ou de Médecine Pratique (1).

Je ne réponds pas que ce principe soit sans exception, quelques faits me semblent le contredire dans les deux ordres ; mais ils sont assez rares pour qu'ils ne puissent pas l'infirmer. On a vu chez des Artistes et chez des Médecins une aptitude originelle à sentir les affections humaines, et à les exprimer, si précoce et si développée, qu'ils ont été en état de les représenter, quoiqu'ils n'eussent pas acquis les connaissances antérieures.

M. Schlegel a fait cette remarque par rapport

(1) Il ne faut pas confondre les services que Morgagni peut avoir rendus à la symptomatologie, avec ceux que nous désirerions pour la Pathogénie. L'Anatomie Pathologique n'est qu'une partie de l'histoire des symptômes : et il y a encore loin de là à la détermination des affections morbides.

aux Artistes. Il fait voir que les Grecs connurent de bonne heure l'Anatomie extérieure de l'homme; qu'ils choisirent les formes les plus élégantes, mais qu'ils n'allèrent pas plus loin. « Par la beauté de » leurs torses, dit-il, il faut bien croire qu'ils au- » raient pu donner une égale perfection aux têtes; » mais il semblerait qu'il y avait dans leurs usages » quelque chose qui s'y opposât. L'expression des » sentimens de l'âme fut le dernier progrès auquel » s'éleva l'Art en Grèce : l'âme n'est encore que » comme un embryon captif, tandis que les formes » corporelles ont pris leur entier développement » et toute leur perfection. C'est là que nous recon- » naissons la différence caractéristique entre les » Arts chez les Grecs et chez les Chrétiens. Dans » les ouvrages des Peintres les plus anciens des » Écoles italienne et hollandaise, les sentimens de » l'âme tout entière viennent se réfléchir dans les » yeux, animer les traits du visage : le reste du » corps a été négligé; il n'est regardé que comme » une misérable dépouille terrestre, dont on s'est » peu soucié de rendre les formes » (1).

Il n'est pas rare de voir des Médecins qui s'élèvent à la notion exacte d'une affection, sans avoir pu acquérir les connaissances anatomiques qui auraient été utiles, au moins pour assigner les lieux de ses manifestations. On a souvent admiré l'exactitude avec laquelle THUCYDIDE avait représenté la maladie

(1) Ouvr. cit., 14e Leçon.

épidémique qui avait ravagé Athènes, à l'époque de la guerre du Péloponèse, quoiqu'il parût être étranger à la Médecine, et par conséquent à l'Anatomie. ARÆTÉE a eu le talent de décrire l'*affection vaporeuse*, ou la *passion hystérique* d'une manière assez exacte, non-seulement quoiqu'il ignorât la partie de l'Anatomie qui se rapporte au systême nerveux, mais encore quoiqu'il fût imbu de toutes les erreurs poétiques de son temps relatives aux mouvemens de la matrice.

§ 10. *Quand les Affections ont été admises, il faut les classer et les spécifier.*

En Peinture, il y a des Artistes qui reconnaissent la nécessité d'exprimer les passions et les sentimens, et se mettent en devoir d'agir ainsi sur la toile; mais on se plaint de ce que, par paresse ou par impuissance, ils se contentent d'une expression vague, indéterminée, insuffisante, de sorte que le spectateur ne peut pas interpréter l'affection du personnage représenté (1). Ce reproche s'adresse à quelques Peintres qui, sous d'autres rapports, sont dignes d'éloges. Il y a beaucoup de Médecins qui le méritent: après avoir reconnu deux ou trois modes morbides différens, ils s'ingénient à y faire

(1) L'indécision des expressions est encore plus commune en Musique, dont les moyens pathétiques sont très-bornés.

entrer toutes les formes morbides que la Nature présente, quelque variées qu'elles soient.

Un exemple tiré de la Peinture suffira à l'Élève pour comprendre le sens du blâme que reçoit tous les jours une secte médicale nouvelle. Voici comment un amateur des Arts a apprécié RAPHAËL et MICHEL-ANGE.

« RAPHAËL, dit M. QUATREMÈRE DE QUINCY, a traité » tous les sujets possibles, et de tous les temps, » dans tous les âges, dans toutes les positions. On » peut affirmer qu'il n'y a aucune passion, aucun » mouvement de l'âme, aucune nuance d'esprit ou » de caractère, qu'il n'ait exprimés dans toutes » leurs variétés, et à toute sorte de degrés: amour, » haine, tendresse maternelle, affection filiale, res- » pect, adoration, dévotion, mépris, orgueil, hu- » milité, ambition, jalousie, espérance et crainte, » cruauté, douceur, terreur et pitié, résignation et » désespoir, fureur, béatitude, surprise, admira- » tion, douleurs du corps, tourmens de l'âme, joie » et tristesse; vous trouvez chez lui les images les » plus vraies, les imitations les plus fidèles de tous » ces sentimens, qui se disputent l'intérieur de » l'homme, et viennent aussi se manifester dans » son extérieur, particulièrement sur le visage, où, » comme dans un miroir, se reflêchissent les plus » secrètes affections de l'âme.

» On sait que les passions violentes obtiennent » plus aisément du pinceau les traits qui les ca-

» ractérisent; mais le plus difficile dans ce qui » constitue l'art de l'expression, est ce que RAPHAËL, » presque seul, a su rendre. Nous voulons parler » de ces *délicatesses de motif*, de mouvement, de » physionomie, qui, ainsi que plusieurs de ses » compositions l'ont déjà montré, surprennent à la » nature ces nuances légères des habitudes, des » mœurs, des inclinations, que l'observateur peut » saisir sur les traits mobiles d'une multitude de » personnes occupées d'un même sujet, ou frappées » d'un spectacle quelconque (1). »

Voici maintenant comment le même historien caractérise MICHEL-ANGE : « Ce grand Artiste, dit- » il (2), s'était habitué de bonne heure à ne voir » dans l'étude de l'Homme, que l'Homme physique, » ou un composé d'os, de muscles, de tendons. » L'extrême habileté qu'il acquit à faire briller dans » son dessin les ressorts de cette charpente, le » porta à préférer les sujets où il pouvait faire » montre de ce savoir. Mais l'inconvénient du sa- » voir anatomique, quand il domine tous les autres » chez l'artiste, est de remplacer, par l'énergique » expression de la forme corporelle, l'expression » morale de l'âme et du sentiment. Ainsi, MICHEL-

(1) QUATREMÈRE DE QUINCY, Histoire de la vie et des ouvrages de RAPHAËL, ornée d'un Portrait de RAPHAËL, peint par lui-même, et d'un *fac simile* de son écriture. Paris, 1824, gr. in-8°, pag. 420.

(2) Ouv. cit., pag. 84.

» Ange semble s'être plus occupé de faire mouvoir » ses figures (en quoi il n'a point d'égal), que de » les faire penser. Généralement, nulle sensibilité » dans ses têtes, nulle grâce dans ses compositions, » nulle prétention, soit à exprimer la beauté, soit » à rendre les variétés des âges, des sexes, des » conditions, des costumes. Il ne connut qu'une » qualité, celle de la force, qu'un mode d'expres- » sion, celui d'une humeur sombre (1). »

On voit donc dans cette comparaison, d'une part, un grand Peintre qui a consacré sa vie à la spécification des affections morales, de manière à caractériser et à distinguer soigneusement celles qui se rapprochent; et de l'autre un grand Dessinateur qui varie assez les formes anatomiques du corps, mais qui ne veut dans les individus qu'une seule affection, un seul caractère, une seule manière de sentir. Il m'est impossible de ne pas voir un contraste analogue entre deux Doctrines Médicales antagonistes, dont l'une est la *Médecine Hippocratique*, et dont l'autre s'est donné le nom de *Médecine Physiologique*. En effet, la première, comme Raphaël, s'applique à distinguer avec soin les affections morbides diffé-

(1) Il est vraisemblable qu'en caractérisant ainsi Michel-Ange, M. Quatremère pensait au *Jérémie* de la Chapelle Sixtine, qui est en effet un chef-d'œuvre pour l'expression d'une mélancolie invincible. Cette figure rappelle les *Lamentations*.

rentes dont l'Homme est susceptible; à chercher à les reconnaître dans les maladies sporadiques habituelles, dans les insolites, dans les endémiques, dans les épidémies catastatiques, et dans les épidémies extraordinaires. Le but de ces recherches est de trouver des moyens thérapeutiques appropriés à ces affections ; car les Médecins attachés à cette Doctrine, raisonnent en Médecine comme les Philosophes raisonnent en Morale: ils pensent que la meilleure guérison du mal serait de faire disparaître l'affection directement, si cela se pouvait ; mais s'il y a ou impossibilité, ou trop d'inconvéniens, ils se contentent de la laisser s'épuiser par le temps, et en attendant ils en affaiblissent la manifestation, ou lui donnent adroitement le change, afin que les symptômes ne nuisent pas au système. Leur affaire principale est de chercher à savoir quels sont les moyens qui peuvent prévenir les dangers de la manifestation, sans risquer d'exaspérer ou de prolonger l'affection.

La *Médecine Physiologique* ne met pas tant de façon à sa pratique. Marchant sur les traces de Michel-Ange, elle a beau voir des maladies différentes, elle s'obstine à n'y voir que deux affections, l'*inflammation* et l'*atonie*. L'*inflammation* qui, suivant la Doctrine, est incomparablement la plus fréquente, ressemble tout-à-fait à l'inflammation réactive que déterminent les impressions violentes extérieures appliquées sur notre corps. D'après cela, la Thérapeutique consiste, dans la plupart des cas, à mettre le systême dans l'impuissance d'opérer la seule réaction dont il est capable, c'est-à-dire l'*inflammation*. Dans les cas rares d'*atonie*, la Doctrine a recours à quelques stimulans.

Il me semble donc, qu'avant d'être versé dans la Physiologie Humaine, un aspirant a pu, au moyen de quelques connaissances sur le mérite particulier des grands Peintres, comprendre en quoi consiste la controverse principale de deux Doctrines Médicales ennemies.

§ 11. *Importance de connaître les Diagnostics très-différens d'une même affection.*

Une même affection, examinée chez divers individus, se manifeste par des changemens extérieurs qui ne sont pas identiques. Nous serions trop heureux dans la recherche des causes cachées, si les changemens sensibles étaient toujours les mêmes, inaltérables, sans équivoque, sans mélange, toujours proportionnés à l'intensité des causes. Il n'en est pas ainsi. Comme deux êtres de la même espèce ne sont jamais indiscernables, un mode interne de même espèce, qui existe dans ces deux êtres, doit présenter des effets extérieurs variés. Or, le problême de la détermination des affections, soit en Peinture, soit en Physiologie Humaine, se divise en deux parties, dont la première est : *distinguer les affections différentes ; malgré les ressemblances que l'on voit dans les traits de leur manifestation* ; et l'autre : *reconnaître une même affection au milieu de symptômes très-divers.*

En Peinture, on peut distinguer l'Artiste médiocre d'avec l'homme supérieur, en voyant comment ils se conduisent sur cet objet. PIETRO TESTA voulant représenter l'*Ascension de Jésus-Christ*, met tous les Apôtres sur la scène. Il varie assez bien leurs attitudes ; mais si vous regardez leurs visages, vous voyez que tous pleurent de la même manière, avec le même degré de cet acte, et ces pleurs sont comme ceux d'un enfant qui a perdu sa toupie. J'ai trouvé dans le cabinet de M. le comte CURÉE, plusieurs Nielles parmi lesquelles on remarque la *Bataille des coutelas*, gravure célèbre d'Antoine POLLAJUOLO. Des Personnages nus se battent à coups de sabre. Le Dessin est assez correct, mais sec. Tous les individus ont la même expression ; c'est un pleurer avec une grimace uniforme. Cette composition a le double vice de ne point rendre le sentiment qui les excite, et de représenter celui qu'elle exprime avec une monotonie que la nature n'offre jamais (1).

En opposition à ces défauts, on n'a qu'à jeter les

(1) Ce double reproche est parfaitement applicable à quelques-uns des sujets que Cochin a composés pour l'*Orlando furioso di Lodovico Ariosto. in Parigi*, Plassan, 1795, 4 vol. gr. in-8°, fig. (Voy. surtout les pl. des chants 20me et 36me.)

yeux sur la *Cène* de LÉONARD DE VINCI : JÉSUS est à table avec ses douze Apôtres; il vient de leur dire : *Je vous assure qu'un d'entre vous me trahira.* Un des disciples ne paraît pas entendre cet oracle : il est trop occupé de ses projets ; il regarde un étranger qui de la porte lui fait un signe d'intelligence, et l'on imagine que c'est JUDAS. Quant aux onze autres, cette parole produit en eux une profonde indignation : mais ce sentiment s'exprime par des traits fort différens chez chacun d'eux, suivant l'âge, le caractère et les circonstances. L'un semble craindre que le Maître n'ait eu de la méfiance pour lui, et l'on dirait qu'il est plus occupé de faire connaître son innocence que de montrer l'horreur qu'il a du forfait ; un autre reste dans une consternation qui se compose et du sentiment causé par le fait lui-même, et d'un chagrin profond provenant de l'affection tendre qui l'unit au Maître comme parent et comme ami ; un troisième s'écrie comme si un pareil crime lui paraissait impossible; quelques-uns qui avaient entendu précédemment des bruits de l'infâme projet, et qui peut-être avaient des soupçons sur le traître, parlent entr'eux et le désignent. Comme JÉSUS avait dit que le coupable était le seul qui porterait la main sur le plat en même temps que lui, JUDAS distrait, fait le mouvement qu'il faut pour toucher ce vase au moment où le SAUVEUR fait la même action ; un des Apôtres aperçoit cette coïncidence, et il exprime, par son geste et par son visage, l'indignation contre la scélératesse et contre son auteur. On voit donc que ce grand Peintre a su faire voir dans onze personnes une affection dominante qui les possède toutes, mais sous des traits accessoires extrêmement différens, à travers lesquels il a été possible de reconnaître un fond commun.

En Médecine, il y a force POLLAJUOLO, et force PIETRO TESTA; mais il y a aussi quelques VINCI doués d'un tact exquis, qui savent reconnaître un mode morbide essentiel, masqué sous des formes variées. Pendant long-temps on n'avait pas deviné, dans certains cas d'apoplexie, de choléra-morbus, de dysenterie, de pleurésie, de syncope, une affection unique qui se manifestait par des symptômes si variés. Malgré ces apparences si diverses, MERCATUS commença à soupçonner que la cause interne de ces accidens était une affection analogue à celles des fièvres intermittentes; et long-temps après, TORTI démontra la réalité de cette origine, et établit irrévocablement les règles de la Thérapeutique de ces maladies *larvées*.

Il y a environ un demi-siècle qu'un homme plein de sagacité eut l'occasion de confirmer le dogme médical d'une affection unique qui se manifeste par des formes très-variées : je veux parler de M. FINKE, auteur de l'Histoire d'une *maladie bilieuse*, qui régna épidémiquement pendant près de trois ans dans le Tecklembourg. Il fit voir que dans toute la durée de cette diathèse, les symptômes les plus variés survenus chez les malades, ne furent que des formes de manifestation d'un même mode morbide opiniâtre.

§ 12. *Examen des règles de la Séméïotique des Affections, soit Morales, soit Morbides.*

La recherche des Affections étant extrêmement difficile, il convient de réfléchir un instant sur les moyens à l'aide desquels on peut procéder.

Deux manières générales s'offrent : 1° l'une consiste à observer dans le système vivant des changemens extérieurs sensibles, que l'on croit être indissolublement attachés avec cette cause interne, objet de notre recherche, afin que la vue de ces changemens devienne *signe* du mode affectif; 2° l'autre consiste à étendre nos recherches sur tous les objets intrinsèques et extrinsèques qui peuvent nous les faire connaître, au moyen d'une induction libre.

Ces deux moyens d'investigation peuvent être conçus en comparant l'ancienne manière de calculer les preuves testimoniales dans les procès criminels, avec la procédure par Jury. Dans la première, les preuves étaient calculées au moyen de règles qui dispensaient le juge de sa conviction. Tout était formule : les témoins n'étaient admissibles qu'à tel âge, à tel éloignement de la parenté, à condition qu'ils seraient exempts de vices scandaleux ; les termes des déclarations étaient pesés plus grammaticalement que moralement; on avait prétendu pouvoir composer la preuve par la somme de diverses fractions dont on avait, en quelque sorte, assigné les dénominateurs. Il semblait que la loi avait voulu épargner au juge tout travail *inductif*, et réduire sa fonction à une opération arithmétique presque étrangère à la conscience. On sait que le Juré n'agit pas ainsi La conscience et la conviction font tout ; il n'est borné ni dans les sources où il peut puiser, ni dans l'appréciation des probabilités. Qu'il examine tout ce qui peut avoir un rapport prochain ou éloigné du fait à expliquer; qu'il voie tout ; qu'il écoute tout le monde, enfans, adultes, parens, étrangers, ennemis, amis, indifférens ; qu'il interroge le présent et le passé ; qu'il épie l'accusé à tous les instans : une conviction se forme, il la déclare, et personne n'a le droit de lui demander d'où il l'a déduite. Et en effet, il serait quelquefois bien difficile de dire comment elle est venue ; chaque raison particulière semblait être d'une faiblesse telle, qu'on n'ose pas la mentionner ; et la réunion de ces élémens a produit une persuasion complète.

En Peinture, l'Artiste a l'intention de nous persuader qu'un personnage représenté est actuellement affecté d'un sentiment déterminé, et il veut que nous nous identifions, en quelque manière, avec ce personnage, ou, pour mieux dire, avec lui-même peintre, tel qu'il était dans le moment de sa composition. Il paraît que dans l'Art on reconnaît les deux sortes de *preuves* ou de Séméïotiques : 1° l'une par *formules*, 2° l'autre par *induction*. Pour la première, je cite les *caractères des Passions*, de LE BRUN; pour la seconde, la conduite d'un très-grand nombre d'Artises fort distingués, tels que RUBENS, REMBRANDT, HOGARTH, REYNOLDS, GIRODET.

La Séméïotique Médicale est aussi de deux sortes: 1° l'une a été par formules aphoristiques, telles que celles d'HIPPOCRATE; 2° l'autre a été faite par *induction*, ou, pour parler la langue de GALIEN, par *indication* ou *insinuation*. On en trouve des exemples dans la pratique des grands Médecins qui ont beaucoup étudié les épidémies, et qui, dans l'exercice de leur Art, ont perfectionné leur tact naturel, tels que BAILLOU, notre RIVIÈRE, SYDENHAM, BOËRHAAVE.

§ 13. *Comparaison des deux sortes de Séméïotique pittoresque dans la détermination des Affections et des Sentimens de l'âme.*

1° *Séméïotique par formules.* Pour faciliter l'étude de l'expression des Affections Morales, CHARLES LE BRUN imagina des Schèmes du visage de diverses passions, en chargeant assez les traits pour que cette expression ne fût jamais douteuse. Cette collection de figures est devenue classique; il y a longtemps qu'elle a été adoptée dans toutes les Académies, et BUFFON s'en est servi dans son Histoire Naturelle de l'Homme.

Le travail de LE BRUN est digne d'éloge et de

reconnaissance; il est à croire que, dans tous les temps, on lui payera ce double tribut. Mais ces formules, qui, au lieu d'être considérées comme des exemples de cas particuliers, ont été regardées par quelques admirateurs comme une *Norme* de POLYCLÈTE, semblent avoir réveillé la critique et être devenues l'objet de censures plus ou moins sévères. C'est ce que devait produire un enthousiasme mal entendu. Des Peintres médiocres, croyant marcher sur les traces de LE BRUN, ont copié ses caractères; ils sont tombés dans la *manière*, et leurs figures exagérées et sans vie, n'ont eu ni beauté ni chaleur. Aussi, cent ans après la publication de cette production, CAYLUS a fondé, dans l'Académie Royale de Peinture et de Sculpture de Paris, un prix annuel *en faveur du jeune Artiste qui exprimerait avec le plus de vérité et d'énergie le caractère d'une passion indiquée, dessinée ou modelée* (1) : persuadé sans doute qu'il restait beaucoup à faire pour relever l'étude de l'expression pittoresque.

La collection des figures de LE BRUN, considérée comme *formulaire*, a de graves inconvéniens. Je me contenterai d'en rappeler quelques-uns des plus saillans.

(*a*) Les admirateurs des formules, comptant trop

(1) Biographie universelle ancienne et moderne (de MICHAUD), art. CAYLUS.

sur la valeur des signes pittoresques tirés du visage, ont négligé ceux qu'ils auraient trouvés dans presque toutes les parties du corps. Les Artistes supérieurs savent bien qu'une passion peut s'exprimer différemment : ils n'ont pas toujours besoin de montrer la face pour faire reconnaître l'Affection qui anime le personnage.

(*b*) Ce serait une erreur de croire qu'une Affection Morale déterminée ne s'exprime que d'une seule manière. Tout le monde sait que plusieurs Acteurs également célèbres jouent très-différemment une même scène, et sont également applaudis par les mêmes spectateurs. Il n'y a là ni contre-sens de la part de l'un des comédiens, ni inconstance de la part des assistans; mais tout comme des termes très-différens peuvent nous toucher de la même manière, si les idées sont identiques, la variété du jeu théâtral ne nous empêche pas d'être également affectés dans un même *couplet.*

(*c*) Le Brun a voulu que ses figures formassent des exemples dont chacun pût servir de chef à chaque famille de passions. L'intention est très-louable; mais il me semble, d'abord, qu'il n'a pas assez multiplié les familles ; et ensuite, qu'il n'a pas exprimé des passions combinées, où un élément évident est subordonné à un autre plus profond, mais comprimé; ainsi, il n'a pas songé à nous dépeindre la *colère par amour ; l'amour par intérêt; le stoïcisme par haine*, et à distinguer ces sentimens symptomatiques d'avec ceux qui portent le même nom et qui sont essentiels.

(*d*) Il n'a pas pu mettre dans son formulaire cette espèce de solidarité qui existe entre les diverses parties de l'Homme Moral, pour le décèlement d'une passion profonde. Les lois de la convenance et de l'intérêt nous obligent souvent à cacher avec soin des affections dont la résolution ne peut se faire qu'au moyen d'une explosion. Les plus habiles dans l'art de dissimuler, se découvrent assez souvent dans des points que la volonté et l'attention n'avaient pas suffisamment fortifiés.

(*e*) Le Brun a fait un caractère des pleurs simples, et deux des pleurs composés. Mais ces derniers sont indécis, et ne nous disent point de quoi ils se composent. J'aurais désiré qu'il se fût mieux rendu compte de la différence qui se trouve dans les divers cas de pleurs. Le pleurer est une fonction dont les actes sont à peu près toujours les mêmes, mais qui peut provenir de diverses causes internes. Ce qu'il y aurait de plus important, ce serait de nous faire distinguer les uns d'avec les autres, les pleurs de la douleur physique, ceux de l'hystérie, ceux du chagrin, ceux de la joie, ceux de la rage, ceux du dépit, et de beaucoup d'autres sources. Or, je doute qu'un formulaire pittoresque du même genre puisse nous faire reconnaître toutes ces causes.

Encore une fois, l'ouvrage didactique de Le Brun est extrêmement utile, d'autant qu'il a lui-même mis en œuvre la plupart de ces figures dans ses compositions; mais je ne le considère que comme fournissant des exemples de cas particuliers qui doivent beaucoup exercer l'esprit de l'Artiste. Si celui-ci se croyait dans l'obligation de produire ce même Schématisme dans ses figures, et de se borner à cette Séméïotique des passions, quand il voudrait composer un tableau, il tomberait dans une froide servilité, et il se trouverait souvent en défaut pour des cas imprévus.

2° *Séméïotique Pittoresque par induction.* Les grands Artistes des temps postérieurs paraissent avoir beaucoup agrandi le champ de l'expression pittoresque. Au lieu de concentrer toute la Séméïotique sur le visage, ils ont pensé qu'ils pourraient trouver des traits significatifs dans tous les points du système humain, et que des symptômes indiqués avec justesse et économie, suffiraient pour l'intelligence de la plupart des spectateurs. De plus, ils ne se sont pas contentés de déterminer une affection d'après les effets qu'elle a pu produire sur la surface du corps, ils ont eu recours à toutes les circonstances qui pouvaient se lier avec elle, soit comme causes, soit comme effets, soit comme faits concomitans. Ils ont donc voulu que la détermination des sentimens d'un individu fût, en Peinture comme dans le cours de la vie sociale, le résultat de toutes les inductions qu'il est permis de tirer du personnage lui-même et de tout ce qui le touche de près ou de loin.

Dans l'histoire de JOSEPH, racontée par REIMBRANDT (1) en dix croquis, que CAYLUS a gravés, je remarque la seconde figure qui a pour titre : *Joseph est descendu dans la citerne.* Il suffit de jeter un coup d'œil sur JOSEPH pour sentir que l'attitude de tout le corps peut exprimer un sentiment profond de désolation, quoique la face soit trop informe pour être significative.

Dans les dessins au trait qui forment une traduction pittoresque de l'Énéide, par GIRODET, Didon qui regarde la flotte des Troyens déjà partie, n'est montrée que par derrière, et néanmoins son désespoir serre le cœur du spectateur.

Il n'est pas nécessaire, pour connaître un individu, d'apercevoir son visage : long-temps avant de l'avoir vu de près nous avons pu le reconnaître de loin par son port, sa stature, sa démarche. Aussi me semble-t-il qu'une raillerie de CHANTELOU DE CHAMBRAY, contre VASARI, porte à faux. VASARI, dans sa *Vie de Raphaël*, décrivant l'*Ecole d'Athènes*, a cherché à déterminer le nom des personnages. Voici comment CHAMBRAY parle au sujet d'un passage de cette description : « Voyez encore l'adresse » et la perspicacité de notre Italien VASARI à le

(1) Histoire de JOSEPH, accompagnée de dix fig., etc.; Amsterdam, chez Jean NEAULME, 1757, in-fol°.

» reconnaître parmi tant d'autres: *il y a*, dit-il, » *une figure qui tourne le dos, c'est le portrait de* » *Zoroastre.* Un autre que VASARI eût été sans » doute bien empêché à remarquer ainsi le portrait » d'un homme qui tourne le dos (1) ». Il ne m'importe guère de savoir si la figure est celle de ZOROASTRE; mais quant à la possibilité de reconnaître un individu sans voir son visage, personne ne la révoquera en doute.

Si dans certains cas il nous suffit d'une attitude générale sans voir le visage pour pénétrer dans un individu jusqu'à l'âme, il en est d'autres où une très-petite partie de cette même région nous instruit de tout. Quelqu'un a dit que si, chez l'ami même le plus familier, l'on couvre avec un masque noir les yeux, les sourcils, les paupières inférieures, et la moitié supérieure du nez, on a de la peine à le reconnaître (2). On peut en conclure que cette partie de la face, qui n'est certainement pas la plus mobile, est néanmoins celle où l'on reconnaît mieux tout ce qui constitue le moral d'un individu. C'est ce que semble avoir pensé M. GIRODET quand il a voulu exprimer un chagrin accompagné de terreur. DIDON, au moment où l'on fait un extispice pour consulter les Dieux touchant son amour,

(1) Perfection de la Peinture, in-4°, au Mans, 1662, pag. 116.

(2) *G. B. de' Rubejs, de' Ritratti, ossia trattato per coglier le fisonomie. Parigi*, 1809, *in-4°, pag.* 12.

est enveloppée d'une draperie qui ne montre que cette partie du visage; mais c'en est assez pour le Spectateur. On n'en voit guère plus dans le fantôme qui fuit, et que JUNON a mis à la place d'ENÉE, dans le dixième livre.

Presque toujours les symptômes seraient équivoques et insuffisans si les circonstances ne les spécifiaient pas. Mais quand elles-mêmes sont significatives, elles font la plupart des frais de l'expression.

Il n'est personne qui n'ait éprouvé une profonde sympathie pour le *Comte* UGOLINO, de M. REYNOLDS. Cependant il n'y a pas de grands efforts de manifestation; et en effet, cela n'était pas nécessaire. Une affreuse prison; deux enfans morts de faim, et un troisième qui est près de subir le même sort; point d'espérance; accablement produit par le malheur; maigreur, inanition, perspective d'une mort certaine, mais trop lente: tout se devine. Quand même le principal personnage ne montrerait aucun sentiment, l'intelligence du spectateur suppléerait à ce qui manque de la part de l'Artiste.

Dans un tableau de GIRODET, qui a pour sujet, *Combat dans une Mosquée*, pendant une révolte au Kaire, on voit une scène pathétique qui est extrêmement attachante. Quoiqu'elle semble n'être qu'un épisode, elle fixe tellement l'attention, qu'on la croirait le sujet principal de cette composition. Il pourrait se faire qu'en travaillant à son tableau, le

Peintre se soit souvenu d'un fait que DENON raconte dans son voyage en Égypte. A la suite d'un combat entre les Français et les Égyptiens, il vit un Officier Supérieur mortellement blessé, et un Domestique qui le soignait. L'Historien fut frappé de l'intérêt que ce Domestique mettait à cet événement. Il est impossible d'imaginer l'attachement que l'esclave avait pour son maître, sa tendresse, son zèle, cet oubli de tout et de lui-même, pour ne vivre que pour lui. L'épisode de la *Révolte du Kaire* est aujourd'hui si connu, qu'il est inutile de le décrire avec exactitude. Un Abyssinien robuste de vingt-cinq ans, vêtu comme le sont les habitans de Cosseir, suivant DENON, c'est-à-dire, couvert négligemment d'une pièce d'étoffe blanche, voit tomber son maître à l'occasion d'une large blessure qui lui a été faite au cou. Ce maître est un jeune Turc qui, à en juger par ses habits, devait être fort distingué. Le Domestique le soutient de son bras gauche, et menace d'un coup de sabre ceux qui viennent l'assaillir. Le malheureux est ou mort ou expirant. L'Abyssinien regarde ses ennemis; il suffit de voir sa main gauche pour savoir quel est le prix du dépôt qu'elle tient. Quant à la face, on y voit un sentiment d'indignation et de vengeance; mais ce sentiment ne ressemble pas à celui qui provient d'une insulte personnelle. Cette expression s'accompagne des signes d'un serrement de cœur qui domine sur tout; et cet état systaltique résulte du sentiment de la perte que l'esclave éprouve dans ce moment. La tête me paraît admirable, mais pour en interpréter l'expression, il fallait avoir recours aux circonstances.

§ 14. *Comparaison des deux sortes de Séméïotique Médicale.*

Il faut se souvenir que la Séméïotique a pour objet la recherche de vérités cachées par le moyen de faits qui tombent sous nos sens. La dénomination de choses que nous connaissons immédiatement sans le secours de la raison, n'entre point dans cette science pratique.

A la naissance de la Médecine, on avait assez affaire de distinguer les *maladies*, pour ne pas prétendre à des connaissances plus profondes. Ainsi on dut séparer et signaler les divers groupes de maladies, et leur imposer des noms, avant que l'on eût songé à faire une Séméïotique.

Les premières choses cachées que l'on désira connaître, furent, 1° la prévision de l'événement de chaque maladie; 2° l'utilité des impressions, soit usuelles, soit insolites, auxquelles on avait coutume de soumettre les malades. Telle fut l'origine de la Séméïotique.

1° *Séméïotique Médicale aphoristique.* De bonne heure, les propositions séméïotiques furent rendues par des formules courtes, qui exprimaient les résultats de l'expérience. HIPPOCRATE, qui en cela avait suivi ses prédécesseurs, et qui avait même cherché à perfectionner ces sentences, paraît néanmoins avoir senti combien elles sont ou vagues ou sujettes à erreurs, si elles ne sont pas accompagnées de circonstances qui les précisent et qui en spécifient le sens. Il est aisé de trouver dans un grand nombre de ses phrases séméïotiques, des incises ou causales ou épichérématiques, qui ôtent ces propositions du rang des simples formules, et qui nous forcent à penser pour les appliquer convenablement.

Le formulaire séméïotique est borné. A mesure que les faits se sont multipliés, on a voulu les soumettre à la *raison des choses;* mais comme le dogmatisme est souvent devenu abusif, beaucoup de Médecins se sont obstinés à conserver les anciennes sentences pures, sans raisonnement; ou s'ils ont cherché à les améliorer, ils sont toujours partis de cette idée, que chaque proposition énoncerait un fait applicable à toutes les conditions désignées et que le raisonnement demeurerait étranger à l'exercice de ces formules. Tels ont été tous les Anciens Empiriques; tels ont été, depuis la renaissance des Lettres, plusieurs hommes illustres qui ont érigé cette doctrine en principe, quoiqu'ils s'en soient souvent écartés en pratique, par exemple, BAGLIVI, PIQUER.

De nos jours, un homme de beaucoup d'esprit a voulu renchérir sur la Séméïotique par formules, et lui donner une rigueur mathématique qui exclut de la pratique médicale tout raisonnement : c'est M. FAVART, Médecin à Marseille (1).

S'il n'était question que d'un problême spéculatif, comme est souvent celui qui se rapporte à la prévision de l'événement, nous pourrions nous contenter des probabilités que la Doctrine nous promet ; mais quand il s'agit de Pratique, nous ne pouvons pas nous résoudre à des calculs étrangers à notre intelligence. Il faudrait pour cela être bien sûrs que nous ne pouvons pas aller plus loin, et que notre esprit ne peut pas pénétrer la raison de ce qui se passe dans une économie vivante. Nous savons bien que nous ne pouvons pas arriver jusqu'à l'essence des choses; mais il existe en deçà de cette limite une filiation de causes et d'effets que nous pouvons comprendre, et qu'il faut au moins chercher avec soin, sous peine de nous exposer aux remords.

En réduisant le problême Séméïotique aux deux questions des Anciens, savoir à la prévision de l'événement, et aux rapports des divers momens de la maladie avec les moyens dits *héroïques*, on pourrait, à la rigueur, se contenter de la méthode par formules; mais depuis que l'on sait ce que sont les *Affections* et leurs différences, la Séméïotique est devenue beaucoup plus compliquée : il n'a

(1) Essai sur l'entendement médical, suivi d'une nouvelle méthode pour apprendre la Médecine, 1822, in-4°.

plus été possible de se fier à quelques combinaisons connues de symptômes, il a fallu faire venir à notre secours toutes les ressources du procédé *par Jury*.

2° *Séméïotique par insinuation*. Galien a donc désiré qu'une Thérapeutique fût fondée, autant qu'il serait possible, sur l'*indication*. Or, l'indication, suivant lui, est l'*insinuation* de toutes les notions que nous pouvons avoir de la maladie, afin qu'il résulte, de cet ensemble de connaissances, une incitation à recourir aux moyens propres à la combattre. Cette espèce d'*imbibition* suppose que pour chaque cas donné nous nous sommes plongés dans l'atmosphère de toutes les circonstances qui se rapportent à la maladie: il a fallu que nous nous pénétrassions de ces causes, soit anciennes, soit récentes, soit extérieures, soit proégumènes; de tous les effets appréciables de l'affection; de l'état où se trouve actuellement la santé générale de la contrée; de tous les soupçons que l'on pourrait avoir sur la contagion, sur l'hérédité; des indispositions auxquelles le malade a été sujet, etc. On voit donc que ces formules, appelées des *caractères*, nous sont fréquemment insuffisantes pour le Diagnostic d'un cas donné: nous avons besoin d'une Histoire tout entière.

La Séméïotique par *insinuation* est infiniment plus large que la primitive; elle nous fait mieux distinguer les nuances des diverses affections; mais aussi elle nous charge d'une plus grande responsabilité. Que le Juré Médical y prenne garde : je ne suis pas fâché qu'un homme qui ne pense pas comme la majorité sur un cas donné, dise : *j'agis d'après ma conviction.* Sans contredit, il faut toujours obéir à sa conscience; mais il ne faut jamais oublier le précepte de FLECHIER : *Avant de suivre la conscience, il faut s'en faire une.* Songeons donc à nous munir de toutes les connaissances médicales qui peuvent nous éclairer sur la Nature Humaine, et nous défendre de nos préventions.

§ **15**. *Dans la détermination des affections, le grand Peintre et le grand Médecin semblent quelquefois agir par une sorte de divination.*

Quand un Peintre et un Médecin ont acquis une profonde connaissance de l'Homme considéré sous les points de vue particuliers qui les concernent, et qu'ils sont parvenus à concevoir d'une manière distincte la notion et la Séméïotique de chacune des affections qu'ils étudient respectivement, ils semblent avoir opéré mentalement par des procédés qui ne sont pas au pouvoir des hommes vulgaires. Non-seulement celui qui admire leurs productions ne se fait une idée, ni des élémens de leurs concepts, ni de l'art qui les a réunis; mais les auteurs mêmes ne sont pas toujours capables de dire par quels essais ils ont commencé, par quelle succession d'acquisitions l'ouvrage s'est trouvé parfait. Les matériaux étaient dans la Nature; les Artistes se sont mis à leur portée, les pierres de l'édifice semblent être venues se placer régulièrement dans leurs têtes.

Un Peintre parvenu à ce degré de talent n'obtient pas seulement des panégyriques; il jouit d'une sorte de culte. On ne se contente pas de dire comme CAMPER : « Le plus célèbre de tous ceux qui ont ja-» mais brillé dans la représentation des passions, » le grand HOGARTH s'est acquis une gloire immor-» telle »; on dit que lui et ses pareils *ont travaillé d'inspiration*, et on leur donne le titre de *Divin* comme aux Orateurs et aux Poëtes, comme à HOMÈRE et à PLATON.

De même un Médecin supérieur reçoit quelquefois des hommages extraordinaires; et l'on peut jusqu'à un certain point excuser un homme hardi et singulier, qui, en parlant des qualités du Médecin, dit que : « L'aptitude à faire un diagnostic » parfait, invite l'Homme à être superstitieux (1), » magicien, sorcier, interprète, chiromancien, » juge et devin : car, ajoute-t-il, les maladies des » Hommes sont si cachées et si secrètes, qu'il faut

(1) THOMAS BROWN, praticien renommé, dit textuellement: « Je confesse que je suis enclin de moi-même à un zèle » abâtardi qu'on appelle superstition. » § III. (La religion du Médecin; trad. du lat. en franç., avec des remarques; 1668, petit in-12, § III.)

» presque toujours les rechercher en devinant (1). »
Ce langage n'est pas philosophique sans doute; mais considérons-le comme une espèce d'hyperbole propre à nous faire connaître la difficulté de cette partie de la Médecine, et le genre de talent qu'elle suppose *pour le succès de la pratique.*

§ 16. *La Peinture et la Médecine se ressemblent à beaucoup d'égards par les erreurs qui dégradent leur Philosophie; exemple :* localisation des Affections.

Le vice le plus nuisible qui dans ce moment menace la Médecine, c'est la tendance d'un grand nombre d'esprits à concevoir les *affections morbides* comme des *altérations anatomiques* d'un organe, et leurs symptômes comme des effets inséparables et même nécessaires de ces altérations : au lieu de les voir seulement comme notre entendement peut les considérer, c'est-à-dire, d'une manière abstraite, comme des *modes* de l'Homme individuel, en tant qu'il est purement vital, et d'en regarder les symptômes comme des manifestations très-variées.

Ceux qui raisonnent ainsi s'obstinent à chercher toujours le siége de la cause anatomique de l'*affection*, et ils n'imaginent pas qu'on puisse ni philosopher, ni agir sur la maladie, si l'on n'a pas résolu

(1) Huarte, *Examen de los Ingenios;* Amst., 1662, in-12; cap. 12.

ce problême. D'après cette prévention, lorsqu'on a vu paraître le Choléra, ils n'ont songé qu'à faire des ouvertures de cadavres, et ils n'ont pas pu douter que ces recherches, faites à une époque où l'Anatomie est si perfectionnée, et dans des pays où il y a si peu d'obstacles à faire des extispices, ne leur fournissent la clé de cet effroyable secret. La persuasion les a encouragés quelques jours. Chacun a cru avoir découvert la *cause essentielle* du mal ; l'un l'a trouvée dans l'estomac, un autre dans le sang, un autre dans la moëlle épinière, un autre dans un ganglion nerveux.....; mais ces espérances se sont bientôt évanouies; force leur a été de convenir que cette cause première ne se trouvait dans aucune des altérations qu'ils avaient aperçues ; que ces altérations n'en étaient que les effets ; et pour la première fois ils ont confessé un mode vital inconnu, et par conséquent ils se sont vus obligés de reconnaître un état morbide dont on ne peut montrer ni la nature, ni le siége, et dont la notion est purement *abstraite*.

Mais ils ont cherché à se dédommager en s'accrochant vite à un viscère. La cause nous échappe, ont-ils dit, mais elle ne s'exprime qu'en altérant un organe ; cet organe est l'estomac et les intestins, dont les modes morbides ne sont que des degrés de l'inflammation. Une fois ce siége admis, tous les symptômes ne doivent être considérés que comme les effets de cette altération capitale, et tout le traitement doit consister à panser l'estomac et les intestins. En vain l'Histoire des faits et particulièrement les extispices, ont déposé contre l'opinion d'une inflammation constante de ces viscères; en vain on leur a rappelé le défaut de rapport entre les symptômes et la prétendue cause; en vain l'analogie et le bon sens leur ont dit, que si la cause inconnue était capable de modifier vicieusement, de prime abord, le tube digestif, il n'y avait pas de raison pour prétendre que cette même cause ne pouvait pas attaquer primitivement d'autres organes, sans exercer son funeste empire par l'intermédiaire de la membrane muqueuse du ventricule : ils se sont aheurtés à cette idée et ont construit leur théorie, dont la gratuité et l'incohérence sont les moindres inconvéniens, avec le raisonnement que LEIBNIZ appelle Sophisme SGANARELLIEN.

Il ne leur est jamais venu en pensée que puisqu'il y avait une cause inconnue qui produisait les symptômes, il pourrait bien se faire que les moyens employés pour les combattre fussent propres à exaspérer cette cause. Ils ont impitoyablement condamné toute méthode qui ne se rapporterait pas au symptôme principal dont ils sont entichés, n'imaginant pas que dans bien des circonstances l'indication la plus pressante se tire de l'*affection*, quoique dans d'autres on doive plutôt écouter celle qui se tire des symptômes. Comment ont-ils pu oublier ces principes de Thérapeutique que les

Médecins appliquent tous les jours aux *maladies affectives*, par exemple aux fièvres intermittentes, à la syphilis?

La Peinture a été menacée de ce vice de raisonnement. Il est vrai que ç'a été une importation dont personne n'a usé; mais je ne serais pas fâché que les Elèves qui veulent prendre une teinture de l'Histoire Pittoresque, trouvassent dans cette étude préparatoire le symbole de la Philosophie Médicale à laquelle ils vont se livrer.

CAMPER est un des hommes qui ont le plus admiré les *Caractères des Passions* de LE BRUN. Ces formules l'enchantaient ; il voulut les commenter. Le seul service qu'il pouvait rendre à chaque caractère schématique, c'était d'en rapporter les traits à un seul principe : c'est ce qu'il entreprit de faire. Il imagina donc ce principe, et ce fut une hypothèse anatomique. Il savait bien qu'une *affection morale* a son essence dans l'unité de conscience, et que ce mode psychologique se manifeste dans divers points du systême par des accidens spéciaux. Dans l'intérêt du formulaire de LE BRUN, il oublia les symptômes généraux qui caractérisent cette *affection*, et il ne porta son attention que sur le visage. Alors, anticipant sur la Philosophie de nos *Médecins Physiologistes*, il supposa que l'*affection* saisissait un des nerfs qui viennent du cerveau, et que le changement introduit dans cet organe et disséminé dans toutes ses parties, était la cause des formes physionomiques de cette affection. Ainsi, suivant CAMPER, chaque passion exerce sur un nerf cérébral déterminé une modification ou d'irritation ou d'affaiblissement; cette modification se propage sur tous ses rameaux, et partant sur les muscles où ils se distribuent; les changemens survenus dans le visage, dès la formation de la passion, sont uniquement le résultat de la contraction ou de la parésie des muscles où se rendent les branches du nerf intéressé (1).

On est surpris qu'un homme qui avait tant d'esprit et d'instruction, se soit arrêté à une théorie aussi mesquine. On a fait justice de cette Mécanique Cartésienne, qui ne peut ni éclairer l'Artiste ni satisfaire le Médecin. Je n'ai aucune raison de croire qu'elle ait contribué aux figures expressives de VIEN, de DAVID, de PEYRON, de FRAGONARD (2),

(1) Voy. CAMPER, Discours sur les moyens de représenter les diverses passions qui se manifestent sur le visage; sur l'étonnante conformité qui existe entre les quadrupèdes, les oiseaux, les poissons et l'homme, etc.; trad. du Holland. par QUATREMÈRE D'ISJONVAL. Utrecht, 1792, in-4°, fig. (p. 6).

(2) Dans le *Cabinet-Atger* de la Faculté de Médecine se trouve un dessin de FRAGONARD, dont je ne connais pas le sujet historique. En me contentant d'en faire l'Iconographie, je dirai que c'est un *Homme furieux qui va trancher la tête à une femme résignée et sans défense*. L'expression de cette espèce de RAOUL BARBE-BLEUE est atroce depuis la tête jusqu'aux pieds. (Seconde salle, n° 145.)

de GIRODET, de CANOVA, de M. GUÉRIN. Or, il importe que nos Élèves connaissent d'avance les innovations introduites dans les Sciences que je compare, et qu'en voyant les succès des Théories hypothétiques dans l'une, ils puissent pressentir ceux qu'attendent les Théories hypothétiques de l'autre.

§ 17. *Études incomplètes, Directions bizarres analogues, observées chez les Peintres et chez les Médecins.*

En se rappelant les rapports qui existent entre les destinations respectives de la Peinture et de la Physiologie Humaine, entre leurs sujets et leurs objets formels, entre les parties dont elles se composent, et enfin entre les méthodes de leur enseignement; on ne sera pas surpris que les hommes qui cultivent ces sciences, présentent dans leurs goûts et dans leur pratique, des penchans, des défauts, des imperfections analogiques, qui se servent réciproquement de parodies.

On a vu les Partitions comparées de la Peinture et de la Médecine. De chaque côté, elles sont si étendues, qu'on n'a jamais trouvé un homme capable d'être supérieur dans toutes les branches. Bien plus, il n'est pas de Grand Homme qui n'ait été vaincu dans plusieurs de ces parties par des Artistes très-médiocres. Nous pouvons en dire autant en Médecine, et cette infirmité humaine, qui se fait remarquer dans toutes les Sciences, doit nous engager à prendre notre parti à cet égard. On sent bien que nous ne parlons pas ici de ceux dont l'éducation a été tronquée, et dont les succès ont été bornés à un genre, parce qu'ils n'en connaissaient pas d'autre; nous parlons de ceux qui ont tout parcouru, qui se sont essayés sur tout, et qui ont tout embrassé par l'intelligence.

Les hommes du premier rang, en Peinture et en Médecine, semblent n'être *inaccomplis* que faute de temps. Quand ils sont devenus habiles dans l'Art de connaître les *affections*, morales ou vitales, et d'en bien discerner toutes les nuances, on est porté à croire qu'ils pouvaient tout apprendre. Qui peut le plus peut le moins. Leur vie a été trop courte, et leurs occupations obligatoires trop multipliées.

Raphaël, si grand comme Peintre des *affections de l'âme*, de la grâce, de la beauté humaine, est bien inférieur, sous d'autres rapports, à des Peintres Vénitiens ou Flamands obscurs : il a eu besoin d'appeler à son secours Jean d'Udine pour peindre les animaux dans ses grands tableaux. M. Simon, qui a vu en Angleterre plusieurs Peintures de Raphaël, ne peut souffrir ni son coloris, ni ses paysages. Il s'en explique sans ménagement (1). En

(1) Dans le *Voyage d'un Français en Angleterre*. Paris, 1816, in-8°, tom. I, pag. 118.

parlant d'une Galerie particulière (celle de M. Hope), il s'exprime ainsi : « Je ne reviens pas de la surprise » que Raphaël m'a causée : dur comme des découpures, toujours la même expression, et cette expression, l'absence de toute expression ! Et puis » dans le fond, ces paysages indigo, avec des arbres » qui ressemblent à des balais ! On me dira que » Raphaël n'était pas paysagiste ; et je le vois bien ; » mais pourquoi donc introduire des paysages pour » le fond de ses tableaux ? »

Voyons maintenant ce qu'il a senti en examinant les cartons de Raphaël à Hampton-Court : « On ne » peut rien concevoir de plus admirable pour la » grandeur de la composition, le dessin, l'expression. Je commence à croire que Raphaël » était un Grand Homme quelquefois. Ananias » frappé d'aveuglement (1) est celui que j'admire » le plus (2). »

Rubens, qui aspirait à l'universalité, trouva pourtant à propos de confier à des élèves dressés, le paysage, les fleurs et les animaux ; et l'on peut penser que s'il avait voulu se concentrer un peu plus, il aurait dessiné plus correctement qu'il n'a fait ; peut-être même il aurait développé en lui ces sentimens de grâce et de beauté, qui semblent avoir besoin d'une étude spéciale à laquelle il n'a pas pu se livrer.

(1) Il a voulu dire sans doute Elymas, et non Ananias.

(2) Ouv. cit., tom. I, pag. 164.

HOGARTH, si habile dans l'Art de représenter les affections morales et les vices, était au niveau des Peintres les plus médiocres, dans tout ce qui regarde le mécanisme de son Art. Il en convenait, et quand ses confrères voulaient le juger, il s'empressait de décliner la juridiction, et de faire un appel au peuple. *Je reconnais*, disait-il, *tout le monde pour juge compétent de mes tableaux, excepté les connaisseurs de profession* (1).

(1) Ce ne sont pas seulement les amateurs qui ont rendu justice à HOGARTH : parmi ses confrères, il s'en est trouvé qui se sont empressés de lui payer le tribut d'admiration dû à son génie. « M. MORTIMER, dit IRELAND, aussi recommandable par ses mœurs que par son talent, fut un jour prié » de dessiner quelques-unes des passions que M. GRAY a si » bien personnifiées. Un des sujets, entr'autres, qu'on lui » demandait de rendre, était celui-ci :

» Le sourire hébété de la sombre folie,
» Au milieu des plus grands malheurs.

» Au moment qu'on lui cita le vers anglais qui a été traduit » par ces deux vers français, M. MORTIMER courut vite » prendre un portefeuille dont il tira la huitième planche » de *La Vie du Libertin*. Monsieur, dit-il, je n'ai jamais vu » cette gravure sans être convaincu qu'il est impossible de » mieux représenter sur un même visage des passions aussi » opposées. Après avoir eu sous les yeux cette tête qui » rend, comme une glace fidèle, l'idée de M. GRAY, je » n'oserais entreprendre de satisfaire à votre demande. Je » ne pourrais en faire qu'une exacte copie ; voilà tout ; car » si je voulais m'écarter de ce portrait dans un seul trait

Les plus grands Médecins ont été dans le même cas. Ils se sont plaints de la faiblesse de leurs connaissances sur divers points de la science, et ils se sont trouvés contraints d'avoir recours à des individus bien inférieurs à eux par rapport aux parties les plus relevées, mais leurs supérieurs dans une spécialité. GALIEN est peut-être le seul homme dont on a pu dire qu'il avait embrassé tout ce qui constitue la Médecine et toutes ses connaissances accessoires; mais il faut penser qu'à l'époque où il vivait, l'étendue de la Science principale et celle des Sciences accessoires étaient plus resserrées. Depuis long-temps, les Médecins les plus éclairés se trouvent bien au-dessous de leurs devoirs. BOËRHAAVE ne pouvait pas se passer de l'Anatomiste RUYSCH; les Médecins les plus distingués ont toujours profité des conseils des Chirurgiens, et j'ai vu BARTHEZ présider au pansement d'une plaie, suite d'une opération chirurgicale, mais en sous-ordre et en faisant exécuter les prescriptions de feu LARREY, Chirurgien de Toulouse, qui lui-même avait opéré à la prière de cet illustre Professeur.

Mais une chose remarquable, qui peut être le sujet d'un problême, c'est que les Peintres et les Médecins qui ont porté leurs études jusqu'à l'article des Partitions et qui ne l'ont pas dépassé,

» seulement, je ne rendrais plus ce caractère. » HOGARTH, *Illustrated by* JOHN IRELAND, *London*, 1793 (gr.in-8°, fig.), *Tom. I.*

c'est-à-dire, qui ne se sont pas livrés à la recherche des *affections*, se contentent, en général, de leurs acquisitions; ils ne font des efforts que pour se perfectionner dans les parties qu'ils possèdent, et ils n'appellent jamais à leur secours ceux qui ont le plus d'habileté dans la connaissance des maladies affectives Ils se vantent des services qu'ils ont rendus dans leurs parties subalternes, aux hommes du mérite le plus éminent, et ne s'en dédommagent jamais en leur empruntant quelque idée dont ils puissent profiter.

Ainsi, le farouche MICHEL-ANGE, qui n'aborda jamais la partie de l'Expression, prétendit avoir formé RAPHAËL, parce que ce dernier avait modifié le goût de son dessin, quand il avait vu les Peintures de la Chapelle Sixtine. Il semblait ne compter pour rien la profonde connaissance des passions, l'élégance des formes, la grâce, la poésie et la philosophie des compositions que la Postérité admire dans les productions de son rival. SALVATOR ROSA, qui n'a guère représenté l'Homme que dans des batailles; qui, par conséquent, semble n'avoir connu d'autre affection morale qu'une fougue réactive (1),

(1) « Quand SALVATOR n'était pas renfermé seul dans sa » chambre d'étude au palais Brancaccia, ses pas se diri- » geaient naturellement vers la Chapelle Sixtine, devant les » beautés gigantesques du Jugement dernier.... Le génie de » MICHEL-ANGE était le seul avec lequel le sien pouvait sym- » pathiser » (Vie et siècle de SALVATOR ROSE, par Lady

n'a tiré aucun parti des Chefs-d'OEuvre qu'il a dû voir à Naples, à Florence, à Volterre, à Rome. Il fut encouragé par LANFRANC, qui était lui-même étranger à la peinture des passions; mais il ne paraît pas qu'il ait profité de l'occasion de s'instruire auprès du DOMINIQUIN ou du POUSSIN.

Les Écoles actuelles ont mis une telle importance au Dessin, à la régularité des formes, à l'Anatomie pittoresque, que l'expression est presque nulle, tant elle est vague, indécise. Qu'en arrive-t-il? C'est qu'on n'apprécie les tableaux des devanciers, qu'en proportion de la ressemblance des figures avec les Antiques. On dédaigne les VOUET, les LE BRUN, les JOUVENET, les AUDRAN, les RUBENS, dont les lignes manquent de pureté, et dont quelques muscles sont mal placés, et l'on ne prend pas garde à l'expression pathétique des personnages.

C'est absolument ce que nous éprouvons chaque jour en Médecine, quand nous examinons les relations qui existent entre les Docteurs qui s'occupent des *maladies affectives* et ceux qui s'arrêtent aux *altérations anatomiques* et aux *maladies réactives*; ces derniers sont le type des *Dessinateurs*, ou de l'École de MICHEL-ANGE, et les premiers celui des *Expressifs*, ou de l'École de RAPHAËL. Comme une

MORGAN, tom. I, p. 179.) Un de ses morceaux les plus estimés est son PROMÉTHÉE. C'est l'expression de la douleur physique; c'est une *réaction* contre le déchirement continuel causé par le Vautour.

grande partie de la Chirurgie est manuelle, ceux qui la cultivent ont été obligés d'apprendre l'Anatomie par la dissection propre, tandis que les Médecins se sont contentés souvent de l'apprendre par *autopsie;* les premiers font sonner fort haut l'avantage de l'*autotomie*, et ils prétendent en tirer un titre de supériorité. Les faits qui se rapportent aux réactions vitales sont assez multipliés pour que ceux qui s'en occupent exclusivement puissent instruire ceux qui les considèrent comme une partie intégrante de la Philosophie générale de la Science de l'Homme; c'est encore une occasion de parler de leurs services. Dans l'étude des *maladies affectives* on a besoin d'une Physiologie profonde, où l'on trouve à tout instant des questions qui confondent et humilient l'esprit humain. Les maladies *réactives* ne sont pas de la même portée : elles sont plus circonscrites, souvent accessibles à nos sens, et elles peuvent être produites à volonté. Qu'en arrive-t-il? C'est que les *Réactifs*, indifférens pour des problêmes qui absorbent les *Affectifs*, sont confians, satisfaits d'eux-mêmes, contempteurs, et très-disposés à prendre pour faiblesse et pour impuissance chez leurs rivaux, ce qui est véritable instruction, réserve, et modestie. Ils agissent à la manière de ce présomptueux LANFRANC, qui, abusant de la facilité de son dessin, de ses talens pour la partie la plus éclatante de son art, et du prestige de sa réputation, comprima, écrasa et fit mourir de chagrin le doux, le modeste et le sublime DOMINIQUIN, son contemporain et son condisciple; et parvint, de plus, à lui persuader le mépris de lui-même, à un tel point, que le malheureux ZAMPIERI, après avoir revu sa *Communion de S.t-Jérôme*, dit de bonne foi à quelques-uns de ses disciples : *Mais il me semble pourtant que ce n'est pas si mauvais.* Il a fallu que la mort mît à leur place et les ouvrages et leurs auteurs; il serait bien à désirer qu'avant ce terme fatal, nos Élèves s'accoutumassent de bonne heure à rendre à chacun ce qui lui est dû, afin que s'ils voyaient dans le monde médical quelque LANFRANC qui persécutât un DOMINIQUIN, ils se hâtassent de faire justice de l'un et de rendre justice à l'autre.

On voit de temps en temps que les Dessinateurs et les Chirurgiens qui se sont concentrés dans leur sphère, mais à qui la Nature avait donné une capacité que les circonstances et un défaut d'éducation n'ont pas pu remplir, peuvent s'élever jusqu'à concevoir et à décrire parfaitement quelques affections. Ainsi, L'ESPAGNOLET, bon dessinateur, compositeur atroce des tortures des Martyrs, excella dans la peinture de la férocité. SALVATOR ROSA fut capable quelquefois de sortir de son genre; on a vanté beaucoup la tête de son DÉMOCRITE, et Lady MORGAN loue, sous le rapport de l'expression, sa *Conjuration de Catilina* (1).

(1) Ouvr. cit., t. 2, p. 130.

Daniel de Volterre, élève et imitateur de Michel-Ange, et par conséquent peu capable de sentir et de représenter les *affections morales*, a pourtant fait la *Descente de Croix*, qui est un chef-d'œuvre d'expression, et « que Poussin comptait entre les » trois plus beaux Tableaux de Rome. » De même, des Hommes distingués qui se sont livrés spécialement à l'étude des maladies *réactives* et à la pratique des opérations qui s'y rapportent, ont eu le talent de reconnaître et de signaler tous les caractères *différentiels* d'une *affection morbide*. On dit que Jean-Louis Petit avait une sagacité singulière pour deviner l'*affection syphilitique* à travers les symptômes bizarres d'une maladie compliquée. Guillaume Fabrice, grand chirurgien, nous a laissé un traité général sur la Gangrène, où il a reconnu avec perspicacité un grand nombre de cas dont les causes n'étaient ni mécaniques, ni de simples réactions. Percival Pott nous a fait connaître une maladie qui porte son nom, et il en a indiqué l'origine. Pouteau s'est montré Médecin plusieurs fois dans sa manière d'envisager certains cas de névralgie, dans son Histoire de la Pourriture d'Hôpital. Quelques Auteurs récens pourraient nous fournir des exemples pareils; mais nous évitons de parler des vivans.

Lorsqu'on a considéré les productions des Peintres et des Chirurgiens de cette portée, on ne peut pas s'empêcher de dire que s'ils ne sont point parvenus aux sommités de la Science, il ne leur a manqué que du temps et une éducation plus complète. Cette conclusion ne sera pas inutile à nos Élèves.

Quand on a quitté les premiers rangs, et que l'on compare les classes inférieures, on voit des appauvrissemens analogues.

1° Les Peintres subalternes semblent se contenter d'une supériorité dans la représentation d'une partie de la figure humaine. L'un est fameux par ses *airs de tête;* un autre par la *beauté des mains*; celui-ci par le *torse;* celui-là par les *pieds.* On trouve tout cela dans la Médecine. Des Médecins de notre temps, à l'imitation des anciens Egyptiens, se font une réputation pour une région du corps; les uns excellent pour les maladies des poumons, d'autres pour celles du cœur, d'autres pour celles de la tête, d'autres pour celles de l'estomac, etc.

2° Le Peintre et le Médecin étudiant l'Homme, doivent le considérer, non d'une manière isolée, étrangère au monde, et tel qu'on l'examine dans une Académie; mais toujours tel qu'il est dans la Nature, entouré des choses qui le supportent et au milieu desquelles il vit. HOGARTH est un modèle accompli sous ce rapport. Dans l'Iconologie de ses compositions, la description des Personnages ne fait pas la moitié des idées que l'Auteur nous apprend. Après avoir bien étudié la nature raisonnable, c'est à nous à interpréter la *nature animale* et la *nature morte* (1) : rien ici n'est indifférent; tout est effet, cause, coïncidence concomitante, ou circonstance fortuite, mais historique. En Médecine, HIPPOCRATE n'a pas cessé de chercher à connaître les hommes par les objets qui les environnent : son plus beau livre (2) a cela pour but, et dans son premier Aphorisme il nous recommande de ne pas nous borner à l'exploration du malade, et de porter notre attention sur toutes les choses qui ont une relation avec lui : *et res externas*. Dans tous les temps les bons Médecins l'ont imité sur ce point, et les principaux ouvrages de ZIMMERMANN (3) et de THIERRY (4) ont été faits pour renforcer cette partie de la science.

Mais ce précepte n'a pas toujours été suivi avec autant de zèle qu'on aurait pu le désirer. On a vu souvent des Peintres, d'ailleurs estimables, tellement occupés de l'homme lui-même, qu'ils n'ont su représenter que lui, et ont été incapables de lui

(1) JANSEN, Notice chronologique, historique et critique de tous les Ouvrages de Peinture et de Gravure de G. HOGARTH, mise après la traduction de l'*Analyse de la Beauté;* tom. 1, pag. 390.

(2) *De aëre, aquis et locis.*

(3) Traité de l'expérience en général, et en particulier dans l'art de guérir. (Traduction de LE FEBVRE DE V.). Paris, 1774, 3 vol. in-12.

(4) Médecine expérimentale, ou résultat de nouvelles observations pratiques et anatomiques. Paris, 1755, in-12.

fournir un théâtre où il pourrait exécuter ses actions. Les Grecs avaient signalé ce vice; et ils avaient donné le sobriquet d'*Anthropographes* à ceux qui en étaient accusés : tels étaient DENYS (1) et SÉRAPION (2). Le même reproche a été fait depuis peu à plusieurs Médecins. On les a blâmés de porter toute leur attention sur les *choses naturelles*, et d'oublier l'influence que l'homme reçoit des choses non naturelles. Si cette plainte est fondée, c'est encore un travers que l'on trouve dans les deux sciences comparées.

3° L'excès opposé avait été noté en Peinture par les Grecs; ils raillaient ceux qui employaient tout leur temps à peindre des choses qui ne forment pas une composition systématique capable d'intéresser l'homme; tels que les objets de *nature morte*, des animaux, des ateliers sans aucune scène, des magasins, et autres choses pareilles, qui peuvent avoir une utilité technique, mais qui sont étrangères à l'Æsthétique. Ils avaient donné une qualification presque insultante à PEREICUS qui représentait des boutiques, des animaux, des viandes, et autres objets qui n'étaient pas plus relevés : *Rhyparographos*, *peintre des choses viles.* On voit par-là quelle était la dignité de la Peinture chez

(1) Vid. Junii (Fr.) *De picturâ veterum libr. III. Roterodami*, 1694, *in-fol°*.

(2) Vid. DELLA VALLE (*Guglielmo*) Vite dei pittori antichi greci e lat. Siena, 1795, in-4°, fig. (Vocab. ANTHROPOGRAPHI).

cette Nation, et quel cas on faisait des Artistes qui prostituaient leur talent à des objets isolés. On sent bien que les corps en eux-mêmes ne sont ni estimables, ni méprisables; ils n'acquièrent du prix, par l'emploi qu'en fait l'Art, que lorsqu'ils entrent dans un poème pittoresque qui peut remuer l'âme. Que de paysages, de peintures de nature morte auxquels on peut dire : *Tableau, que me veux-tu* (1)? Aussi, l'on trouve assez de personnes qui donneraient le nom de Rhyparographes aux Peintres de cette espèce. Témoin HYACINTHE BRANDI, Romain du 17e siècle, Peintre d'Histoire, qui estimait beaucoup PHILIPPE ROOS, paysagiste assez habile, mais à qui il refusa sa fille en mariage, par ce seul motif: « Quoi, dit-il, j'aurais élevé ma fille pour un » Peintre d'animaux (2)! »

On sait que dans toutes les sciences il y a des Epicuriens qui veulent compter parmi ceux qui s'y livrent, mais qui rebutés par l'aridité et le dégoût

(1) Comparons-les à ce qu'on a dit des paysages sortis de l'atelier des deux POUSSIN. « GASPARD POUSSIN....., profon- » dément empreint de l'immense érudition de..... NICOLAS » POUSSIN, produisit des Tableaux dans lesquels chaque » image était susceptible d'un commentaire. » (Lady MORGAN.) Les figures étaient en général du Grand POUSSIN; voilà pourquoi tout était significatif dans ces paysages.

(2) Voy. DESCAMPS (J.-B.). La vie des Peintres Flamands, Allemands et Hollandais, avec des portraits. Paris, 1753-63, 4 vol. in-8°. (Tom. 3.)

des parties difficiles, s'arrêtent sur des sujets purement accessoires, sans arriver jusqu'aux vrais dogmes. Ce sont ces *savans amateurs* que BACON compare à quelques-uns des amans de PÉNÉLOPE, qui trouvant trop de peine à faire la cour à cette Reine, aimaient mieux employer leur temps à caresser ses servantes.

Ces infidélités sont plus communes en Médecine que partout ailleurs. La Physiologie Médicale est une science austère qui rebute les jeunes gens. Pour l'étudier sérieusement il faut une contention d'esprit et une opiniâtreté dont peu de personnes sont capables. Les sciences accessoires dans les relations qu'elles ont avec la Médecine, sont beaucoup moins sérieuses; aussi des Elèves qui veulent être à l'abri du reproche de paresse, se jettent sur ces rapports extérieurs; ils ne sont pas oisifs, et cependant ils ne pâlissent pas sur les volumes. Ainsi ils trouvent le moyen d'accorder leur conscience avec leur sensualité. Mais il est difficile de croire que le corps d'idées acquises de cette manière puisse remplir les conditions que la vraie Didactique Médicale prescrit. Il faut que tout concoure à éclairer, à fortifier et à unir les diverses parties de la Science de l'Homme. Or, il est impossible que des travaux qui n'ont pas eu cette direction, qui n'ont pas été disposés suivant les dogmes fondamentaux de la Physiologie Médicale, présentent ce caractère d'utilité, d'harmonie, de tendance vers un but, qui en est la première qualité. Quelque estimables qu'ils soient considérés dans la science d'où ils proviennent, dans la Chimie, dans la Botanique, dans la Zoologie, ils deviendront *Rhyparographiques* en Médecine, s'ils ne sont pas étroitement liés avec le système de cette science pratique.

§ 18. *Conséquence de la quatrième partie.*

Si je ne me suis pas trompé, l'Iconologie est plus utile à l'éducation du Médecin qu'on ne le croirait de prime abord. Il n'était pas difficile de voir, que, puisque l'Art Iconique est une langue susceptible d'être appliquée à un très-grand nombre d'objets médicaux, l'intelligence de cet idiôme était aussi importante au moins que celle des langues savantes étrangères; que, même pour certains de ces objets, l'Art est un moyen de transmettre la pensée plus prompt, plus sûr, plus efficace que tout autre; que, par conséquent, l'absence de ce moyen de communication laisse une lacune dans l'éducation préparatoire des candidats: mais une chose qu'on n'aperçoit pas au premier coup d'œil, et qui me semble néanmoins résulter des rapprochemens que je viens de faire, c'est que l'Art Iconique a une Philosophie très-étendue, dont la partie Æsthétique longe la Philosophie Médicale, la suit dans son trajet et même dans la plupart de ses circuits.

Il s'ensuit qu'à mesure qu'un Élève prend quelques notions sur les principes généraux de ce bel Art, il s'exerce, sans s'en douter, à la méthode et aux procédés intellectuels indispensables pour l'acquisition de la Science austère qu'il doit étudier. Or, pourrait-on méconnaître l'avantage d'apprendre d'abord, à titre de jeu, ce que l'on doit pratiquer dans la suite sérieusement, et même péniblement ?

FIN.

TABLE DES MATIÈRES.

AVANT-PROPOS.

PREMIÈRE PARTIE.

REMARQUES SUR L'ICONOPÉE EN GÉNÉRAL ET SUR LE DESSIN LINÉAIRE EN PARTICULIER.

SECONDE PARTIE.

UTILITÉ DE L'ART DU DESSIN POUR LA PROPAGATION ET POUR LA CONSERVATION DES CONNAISSANCES ANATOMIQUES.

TROISIÈME PARTIE.

APPLICATION DE L'ART DU DESSIN A LA DIDACTIQUE DE LA BIOGRAPHIE HUMAINE.

QUATRIÈME PARTIE.

RAPPORTS ENTRE L'ESPRIT DE LA PEINTURE ET CELUI DE LA PHYSIOLOGIE MÉDICALE.

FIN DE LA TABLE.

www.ingramcontent.com/pod-product-compliance
Ingram Content Group UK Ltd.
Pitfield, Milton Keynes, MK11 3LW, UK
UKHW020202250726
13967UKWH00003B/1211